慶應義塾大学医学部精神神経科 准教授
村松太郎
MURAMATSU TARO

「うつ」は病気か甘えか。

今どきの「うつ」を読み解くミステリ

幻冬舎

「うつ」は病気か甘えか。

今どきの「うつ」を読み解くミステリ

目次

第3章 「ストレスですね」にハズレなし
――ストレス神話

第4章 どっちもカンタン、ニセ医者・ニセ患者

——但し、禁断

第5章 裁かれるうつ病

——裁判所はうつ病をどう診断したか

第6章 はたして、「うつ」は病気か甘えか

第7章 ストップ・ザ・ドクターストップ

終章　あなたは「うつ」をどう読み解くか
——うつ病講義ノートより「症例JE」

解題　「うつ」は病気か甘えか

はじめに

「うつ」は病気か甘えか？

「うつ」は病気か甘えか

無意味な問いだと言う人もいるだろう。

なぜなら、答えは決まっているからだ。

「うつ病は、病気です。甘えや、心の弱さではありません」

精神科医から繰り返されるメッセージ。100パーセント正しい答えだ。それなのに今さら「甘えか」とは何だ。無理解きわまりない問いではないか。


禁じられた問いだと言う人もいるだろう。

なぜなら、時代に逆行しているからだ。

心の病には、偏見と差別の長い歴史がある。病気ではない。逃げだ。わがままだ。甘えだ。などと言われてきた歴史がある。今、その歴史が終わったとは言わない。だが変わった。少なくとも変わりつつある。精神科を受診することへの抵抗は、かつてに比べれば格段に緩和されている。それなのに今さら「病気か」とは何だ。禁句全開の問いではないか。


本音の問いだと言う人もいるだろう。

なぜなら、禁句とは本音の別名だからだ。

噴出する本音に耳を傾けてみよう。

たとえば家族から。

「うつ病と言われて休んでいるけど、家では一日中元気に過ごしている。さぼってるだけじゃないの？」

たとえば上司から。

「パフォーマンスが悪いと注意したらうつ病になった？ 仕事やる気がないだけじゃないのか？」

たとえば同僚から。

「うつ病だってことで残業や出張が免除になっているけど、オフには人一倍遊んでいる。病気に逃げてるだけじゃないの？」

たとえば友人から。

「本人はうつ病だと言って何かとサポートを要求してくるけど、別に普通にやってるじゃん。わがまま言ってるだけじゃないの？」

数々の本音の問いがある。次々に本音の問いが出る。なぜなら、『うつ』は病気か甘えか」は禁句だから。

ではなくて、もっと大きな理由がある。

うつ病が急増しているからだ。厚生労働省の統計によれば、平成8年には約43万人であったうつ病（統計上の病名は気分障害）の患者数は、右肩上がりで増え続け、平成20年には100万人を突破している。

うつ病の症状といえば、たとえば憂うつ。そして不安。不眠。やる気が出ない。疲れやすい。イライラする。その通り。これらはうつ病の症状だ。でもうつ病でなくてもこういうことは誰にでもある。誰にでもあるから身近にもある。身近にもあるから関心も高まる。

だから、「うつ」は日常用語になった。

そして、「『うつ』は病気か甘えか」は、本音の問いになった。

なぜなら、答えがわからなくなっているからだ。

「うつ」と言っている人、「うつ」と言われている人が、本当に病気の人なのか、本当は病気ではない人なのか、その区別は難しい。混じっている。色々な人が混じっている。病気の人。病気でない人。病気だと思いたくない人。病気だと思いたい人。病気を隠して働きたい人。病気だということにして働きたくない人。家庭でも。町でも。職場でも。そして精神科や心療内科を受診する人の中にも。「うつ」には色々な人が混じっている。これを玉石混淆《こんこう》と言ったら不適切なたとえということになるのだろう。玉とか石とか価値をつければ全方角からの反発を招く。では色とりどりの石か、いや石はまずい、かといって玉も変なので、ビーズとでも言おうか。膨大な数のビーズ。百万粒以上のビーズ。色とりどりのビーズ。たくさんの色が入り混じったのが、いまどきの「うつ」だ。ビーズの総数も、色の種類も増え続けている。全体としてはもはや何色かわからない。真のうつ病はいったい何色だったのかもわからなくなっている。ビーズ一つ一つを手に取って、色を細かく慎重に吟味していく作業が必要だ。そうしないと、うつ病とは何かがわからない。「うつ」は病気か甘えかがわからない。病気の人に対して甘えではないかと問うのは禁句だ。だが「うつ」は病気か甘えかという問いは、それとは意味が違う。本音の中から禁句の要素を取り除けば、そこに残るのは本質を直撃する問いである。今まさに答えを追究しなければならない問いである。だから本書ではそれを問うことにした。

「うつ」は病気か甘えか。まずは第1章のケースはどちらなのか、お考えください。

第１章

その人はうつ病かただの甘えか

——「甘えの診断基準」

社員（堂々と）「ここのところ朝起きにくくて、会社に来ても仕事に身が入りません。うつ病だと言われました。２ヶ月休むことになりましたので、ご理解のほう、よろしく」

上司（困惑して）「……とても元気そうだけど？」

「彼はうつ病だと言ってるけど、本当は甘えなので、厳しく対処したい」

という言葉とともに厚生課長から見せられたのが、「甘えの診断基準」だった。次ページの表だ。

場所は都内のある会社の健康管理室。

私の立場は着任したばかりの産業医。

「甘えの診断基準」を作ったのは私の前任の産業医らしい。

こういうシチュエーションでは、「思わず相手の顔をしげしげと見てしまう」という反応をすべきなのだろう。うつ病は甘えではない。甘えと決めつけるとは、一体どういう厚生課長か。社員の健康管理に責を持つ職にあるまじき発言ではないか。だから顔をしげしげと見る。無言の非難で反省を促す。無言で通じなければ、何かひとこと厳しい言葉でクギを刺す。それが医師としての正しい反応というものだろう。

だが私が思わずしげしげと見てしまったのは、相手の顔ではなく、相手が差し出した「甘えの診断基準」だった。

しげしげと見てしまった理由は、「これはなかなかよくできている」と瞬間的に感じてしまったから。

そう感じてしまった理由は、最近こういう人のことをよく見聞きするからだ。

甘えの診断基準

A　特権への安住と自己主張
（次のうち2つ以上を満たす）

1 自分はうつ病であると公言してはばからない。
2 うつ病としての配慮をするよう要求する。
3 うつ病について理解がないと人を責めることが多い。
4 注意や指導を受けると、すぐにハラスメントであると言う。

B　未熟な性格（次のうち2つ以上を満たす）

1 言動の中に親の影が見え隠れする。
2 プライドが高い。
3 自分のことはぺらぺらとよどみなくよく喋る。人の話はあまり聞かない。
4 言動が全体に年齢より幼い。
5 人が自分のことをわかってくれないという意味あいのことをよく言う。

C　病気とは思えない、人の神経を逆撫でする言動
（次のうち1つ以上を満たす）

1 以下のような場面での元気の差が大きい：業務と休み時間。出勤日と休日。
2 病気休養中の活動（例：海外旅行）のことを自慢気に話す。

「病気」に甘える人々

甘えの診断基準、項目A、「特権への安住と自己主張」。

特権とは、病気によって得られる特権。仕事しなくていい。休んでいい。優しくされて当然。批判は禁止。普通ならあり得ない非日常的状況が、病気になると姿を現す。

特権という言い方はあんまりだが、「疾病利得」という言葉なら立派な医学用語だ。しっぺいりとく。人は病気になることで利を得ることができるのは厳然たる事実だ。そうは言っても、病気になることによる苦しみや悲しみや不幸のほうがはるかに大きいのが普通だから、「疾病利得」という医学用語でさえ、あまり大きな声で言うことはよしとされない。ましてや「特権」と名づけるなどもってのほかだ。しかも「特権への安住」ときた。一日も早い回復を目指して病気と闘っている人の気持ちを踏みにじる言い方ではないか。

だが、病気による特権に安住して、その正当性を自己主張する人がいること自体は否定できない。

自分はうつ病だ。メンタル疾患だ。だから仕事しなくていい。仕事するとしても頑張らなくていい。遅く来ていい。早く帰っていい。調子が悪くなったら休むのが当然。休み中は好きなことをするのが第一。遊んでいたからといって、批判される筋合いはない。批判する人は病気に理解がない人だ。声を大にしてそういう主張をし続ける。いや、しかし。**とても病**

人には見えない。病気の特権に安住している。病気に甘えている。ように見える。これが「甘えの診断基準」項目Aだ。

パパやママがいないと働けない人々

「甘えの診断基準」項目B、「未熟な性格」。

小学生なら親がついて来てもいい。中学生もまあいいだろう。高校生だとどうか、それなりの事情があればいいか、まだ未成年なんだし。大学生だとちょっとどうかと思うが、昨今では大学でも色々な場面に親が登場してくる。時代だ。受け入れよう。大学生はたとえ成人でも、まだ学生なんだし。

だが三十を過ぎた会社員に保護者同伴というのはいくら何でもあり得ない。でもあり得たのだ。うつ病などのメンタル疾患による長期の休みから会社に復帰するとき、本当にもう働いても大丈夫かを判定するため、復職面談というものが産業医によって行われる。ある会社での復職面談。その三十代の男性社員は、父母同伴で産業医の前に現れたのだ。時代か。いやそんなことまで時代として受け入れていたら日本は沈む。さあこれから働こうというときに、親の助けがいるんですか。会社はパパやママがいないと働けないような人間の来る所ではない。こうなると「親の影が見え隠れする」どころではないが、**親の影＝未熟＝甘え**という連想は自然なものとして理解できる。

人をイラだたせる人々

「甘えの診断基準」項目Cは、怨念が感じられる内容だ。なにしろ「人の神経を逆撫でする言動」だ。逆撫でされた人がたくさんいるのだろう。職場に病欠者が出れば、残った人がカバーする。一人ひとりの仕事が増える。でも文句は言うまい。あの人は病気で苦しんでいる。自分だっていつ病気になるかわからない。普段より多い残業を黙々とこなす。多少風邪気味でも頑張っている矢先、うつによる休職から復帰してきた人が言う。気分転換にハワイに行ってきた。シンガポールに行ってきた。て、**休養と休暇を間違えてるんじゃないのか**。と思う気持ちが、彼の言い方を自慢気であると感じ取る。甘えるのもいい加減にしてほしい。それが項目Cだ。

というふうに、甘えだと言いたくなる気持ちはわからないでもない。わからないでもないが、だからといって「診断基準」を作って、これに当てはまれば甘えとするのはどうかと思う。どうかと思うが、こういう基準が出てくる背景は理解できないこともない。

いや二転三転して申し訳ない。整理しよう。「甘えの診断基準」などというものは受け入れることはできない。これが結論だ。但し、受け入れられないというのは「診断基準」という形は受け入れられないという意味であって、そこに書かれている内容には共感できないこともない。いや、これではぜんぜん整理されてないか。ではもう一度やり直し……ても同じことになりそうなので、整理はいったんやめて、背景の説明に移行しよう。うつで休んでいる。メンタルで休んでいる。そういう人に対して、甘えではないかという陰口が聞かれる背景だ。

かつて、その陰口は無条件の決めつけだった。うつ病なんか甘えだ。心が弱いだけだ。そう決めつける人は、しかし最近は少なくなった。

「うつ」に対する「困惑期」、そして「嫌悪期」

心の病は、はた目には病気に見えないこともよくある。そういう認識が広まりつつある。病気に見えないからといって病気でないと決めつけるのはよくない。これが現代の良識ある人々のスタートライン認識だ。そこから歴史が展開する。歴史とは大げさだが、大げさついでに命名しよう。この認識の浸透に基づく人々の行動が優勢な時期を、第一期、「支持期」と呼ぼう。

「支持期」と言ったが、支持の多くは気持ちの問題だ。病気の人を支持したいという気持ち。だが実際にはどう支持していいかわからない。「頑張ってください」という定番の励ましはどうもいけないらしい。では「一日も早くよくなってください」はどうか。これも間接的に「頑張ってください」と言っているのと同じだからダメだろう。「仕事は私たちがカバーするから心配しないで」はどうか。かえってプレッシャーをかけることになりそうだ。「何か力になれることがあったら言ってください」は？ これも押しつけがましい気がする。結局なにを言っても裏目に出そうだ。そうなると動きが取れない。遠巻きに見守るくらいしかない。

だから**支持期の「支持」とは気持ちの問題にすぎない。**

一方、本人はといえば、仕事の負担を軽くされたり、休んだりしている。病気であれば当然なのだが、遠巻きに見守っているのだから周囲には情報が入らず、本当に病気なんだろうかと疑心暗鬼になり、また心の病は外見的には病気に見えにくいこともあって、だんだん空気が変わってくる。

これが第二期、「困惑期」だ。

「甘えの診断基準」が生まれる準備状態が、この時期に整ってくる。

うつ病が病気だという知識は誰もが持っている。ネットや本やテレビに、毎日のように情報が躍っている。だが情報と目の前の生身の人間は別だ。どうもこの「うつ病」の人は、それまで持っていた病気の人のイメージと違う。それが心の病、メンタル疾患というものなのだろうかと最初は自分を納得させようとしているが、次第に困惑してくる。

「病気には見えないけど……」

「ストレスに弱いだけじゃないの」

「本人がうつだって言えば、医者はうつ病って診断するんじゃないの」

「医者は詐病《さびょう》が見抜けるのかな」

などの陰口の裏にあるのは困惑した疑心暗鬼である。

そして本人から「私はうつ病です」という明るいカミングアウトがあったりすると、**困惑から疑惑へ、さらに時には嫌悪へのシフトが加速**される。

「特権への安住と自己主張」が「甘えの診断基準」項目Aとして登場する土壌がここにある。病気を盾にして、義務から逃れているのではないか。ただの逃避なのではないか。だとするとそれをカバーしている私たちは何なのよ。

「私はうつ病です」と堂々と言えるようになったとすれば、それは喜ばしいことだ。かつては偏見のため精神科に通っていること自体も秘密にしておくのが普通だったことから考えれば、まさに隔世の感がある。そして病気である以上、配慮が求められるのは自然なのだから、本人から配慮を求めることがあっても別に悪くはないはずだ。「特権への安住と自己主張」などと非難めいた言い方をされる筋合いはない。

だがそれは理屈だ。周囲の人々の困惑。空気。そうした背景があると、「正当な要請」も「特権に甘えて安住している。自分勝手な主張をしている」と人々の目には映る。

そんな困惑期の次に訪れるのが、第三期、「嫌悪期」だ。

このとき決定打になるのは、病気として優遇されているという立場の無神経な利用、増長だ。オンとオフの元気の差が激しかったり、病気休養中の旅行のことを自慢気に話したりするといったことはいかにも目立つ、**「病気とは思えない、人の神経を逆撫でする言動」**だ。「病気じゃなくて甘えだ」と言いたくもなるであろう。言いたくもなるが、うつ病の診断書が職場に提出されている以上、言うとしても陰でしか言えない。

「医者も商売だから、診断書なんかいくらでも書く」

「会社は、自殺でもされたら困るから、腫れ物に触るようにしてるんだ」

というようなどぎつささえ感じられる陰口が聞こえてくるのがこの嫌悪期だ。

だから「特権への安住と自己主張」や「未熟な性格」や「病気とは思えない、人の神経を逆撫でする言動」が、「病気じゃなくて甘え」という雰囲気を醸し出すというのはよくわかる。だが、だからといって、

「診断基準っていうのはおかしいんじゃないですか」

いま私が頭の中で思っていたことが声になって聴こえた。幻聴ではない。いま厚生課長が言ったのだ。

あれ、じゃあこの人も「甘えの診断基準」とまで言うのはさすがにおかしいという意見なのかな、と思ったら、そうではなかった。彼は別の診断基準を差し出してきたのだ。おかしいというのはこれのことらしい。次ページの表だ。

うつ病の診断基準

1 抑うつ気分
2 興味・喜びの減退
3 食欲低下（または増加）
4 不眠（または過眠）
5 焦燥または制止
6 疲れやすい、気力がない
7 集中力の低下
8 死にたいと思う気持ち

これらのうち5つ以上が、ほとんど1日中、
2週間以上続けば、うつ病。

「抑うつ気分」「興味・喜びの減退」「食欲低下」「不眠」……。これは、DSMという、国際的にも用いられている権威ある公式の診断基準の項目だ。日本の一産業医が作った「甘えの診断基準」とは重みがぜんぜん違う。だが待てよ、厚生課長は、このDSMを指して「診断基準っていうのはおかしいんじゃないですか」と言ったのだ。なぜか。

「だって、こんなことなら誰にでもありますよね。これがうつ病なら、私だってうつ病になったことありますよ」

いや、それは診断基準の使い方をちょっと間違えているのだが、と私は言おうとしたが、彼はさらに続けて言ったのだった。

「でも『甘えの診断基準』の中の項目は、誰にでもあるわけじゃないですよね。だからこっちのほうが信頼度高いじゃないですか」

理屈である。理屈であるが、それなりの説得力がある。とりあえず反論するとすれば、「DSMは正式な診断基準だから信頼度が高い」ということになるが、これではただ権威に頼っているだけだ。

すると、ある一人の人間、うつ病とされている人間が、「うつ病の診断基準」と「甘えの診断基準」の両方に当てはまったとき、「それは甘えではなく病気」とどうしたら説得力を持って言えるのか。

そんなふうに考えること自体、厚生課長のペースに乗せられているという気がしないでもないが、ここは謙虚に考えてみよう。「甘えだ」「サボリだ」「特権に安住している」という、最近よく聞かれる批判。批判はただ押さえ込むだけでは必ずほころびが生じる。次にそのほころびから大きな裂け目ができる。次にはすべてが真っ二つに破壊される。破壊されるのは、うつ病だ。長い暗黒の偏見の時代を経て、ようやく病気として認知されるようになった、うつ病だ。うつ病は病気だ。甘えやサボリではない。そのうつ病が、今再び、その存在を揺るがされることになる。ではうつ病とは、どのようにして診断されるのか。「甘えの診断基準」に勝つためには、精神科の診断とはどうやってなされるのかという、原点に返った説明が必要だ。次の章から、それを始めよう。

第2章

「私はうつです」はうつ病？

——主観至上主義

患者「眠れないんです。眠っても朝とても早く目が覚めてつらいんです。最近食欲もなくなって……。気持ちが落ち込んで、憂うつです。仕事に行く気がしないし、行ってもすぐ疲れてしまうし、やる気が出ません」

この人は病気か甘えか、それとも……。

たとえば、

「できればいま飲んでいる薬をすべてやめなさい」

というのがある。

さらには、

「曖昧な診断しかつかないのなら、早く別の医者を探しなさい」

というのもある。

ついでにもうひとつ、

「医者の治療が患者を生かす率は約50パーセント、患者を殺す率も約50パーセントである」

というのもある。

医療不信に溢れた人からの患者へのアドバイスか？　違う。

ネット掲示板の無責任な書き込みか？　そうではない。

自然医療推進協会の標語か？　それも違う。

どれも、『**医師の心得**』なのだ。『ドクターズルール』とか『臨床医金言集』とかのタイトルがつけられ、医学書コーナーで売られている。そっと購入した医師たちは、患者のいない診察室でこっそり読んでいる。……かどうかはともかく、この手の本は、医師の間の隠れたロングセラーになっている。もちろんどの心得も、言葉通りに受け取ってそのまま医療するわけにはいかないが、それなりの真実が含まれている。

中には患者にはなかなか見せられないような秘伝とも言うべき言葉もある。たとえばこれだ。

「何もしないという勇気を持て」

患者は誰だってどこか具合が悪いから病院に来る。不安を胸に秘めつつ、受付をすませる。診察の順番を待つ。さらに待つ。もっと待つ。やっと呼ばれた。医師の前に出る。さあ症状をわかってもらおう。治療してもらおう。だが医師は心の中でこう思っている。

「何もしないぞ」

しかもそれが勇気だと信じている。

誰がそんな医者にかかりたいと思うか。

だが「何もしないという勇気を持て」は、深い言葉である。

医学はまだまだ発展途上だし、病気には未知の部分がたくさんあるし、人の心と体の複雑さは人間の理解をはるかに超えたものがある。自分の無知を謙虚に自覚し、下手に手を出さず、人間にもともと備わっている自己治癒力を妨げないようにするのが最高の治療ということも少なくないのだ。

おそらくこれは、他の専門職にも通用する言葉なのではないか。

たとえばアナウンサー。

「何も喋らないという勇気を持て」

マイクの前でアナウンサーは自分に言い聞かせている。「何も喋らないぞ」と。

誰がそんなアナウンサーの番組を見るかと思うかもしれないが、それが見るのである。ニュースでもスポーツ中継でも、言葉を超えた感動が視覚から生まれることはよくある。下手な解説なしで、映像のみのほうがよほどインパクトが強いという状況。そういう時しかし、アナウンサーはつい喋る技術を披露したくなりがちだが、そこを抑える勇気。

たとえば登山家。

「引き返す勇気を持て」

そびえる山の前で登山家は自分に言い聞かせている。「引き返すぞ」と。

前進する。登る。制覇する。それが登山家の仕事であり、専門技術でもある。しかし悪天候という自然条件が、自らの技術を超えた時。そういう時こそ挑戦したいというのがプロであろうが、そこを抑えて引き返す勇気。

人間、やはり身につけた能力は披露したくなるものだが、そうはいっても人間の技術などたかが知れている。医学だって例外ではない。医学の無知を自覚しなければならない。だから「何もしない勇気」が、時には必要なのだ。

これも同じ系統の言葉だ。

「最高の薬。それは時間という名の薬である」

時間を処方する。

処方箋にたった一語、「時間」と書く。何やら現代芸術空間の医療という感じで、一度はやってみたい気もする。

さらには、

「ほとんどの外来患者の病気は治る。あなたが治療をしてもしなくても同じだ」

というのまである。これは心得というか何というか。医者の存在意義に思いを馳せずにはいられない言葉だ。いやいくら思いを馳せてもめぐらせても結論は明白だ。「医者の存在意義なし」である。これに反論するには、

「すべての人はいつか死ぬ。誰が治療をしてもしなくても同じだ」

くらいしかない。反論になっていないか。

そんなふうに、玉石混淆というか、賛否両論というか、真偽不詳の「心得」の中にあって、最重要であると多くの医者が一致して認める言葉がある。これだ。

「患者の話をよく聴け。診断名は患者が教えてくれる」

さっき「医学の無知」と言ったが、それは究極の医学を想定してそれと生身の医師を比べた場合のことである。究極には遠く及ばないとはいえ、現代までの人類の医学的知識の蓄積は膨大だ。検査技術の進歩も著しい。だから医者はどうしてもつい知識や検査に頼りたくなる。しかしそんなことよりはるかに大切なのは、患者本人の話だ。**本人の話こそが**

その人が診察室に来た理由であるというあまりにあたり前のことが第一の理由。第二の、そしてもっと重要な理由は、患者の話をよく聴けば、その中に診断の最も重要なヒントが語られているということである。ヒントどころか、ほとんどそれだけで診断がつくことだってある。

高熱と咳で受診したとき。診察室の椅子で症状を伝える。「インフルエンザでしょうね」と医師は言う。黙って座ればぴたりと当たるといえばそれは占いだが、座って話せばぴたりと当たるという診断がある。え？　検査もしてないのに？

検査などしなくても、熱の出方などの症状や流行状況などの情報だけでも、かなり正確な診断が可能なのである。症状そのものを丁寧に聴けばその話の中に診断名が隠されている。患者が「私は○○病です」と診断名を語っているのが、脳を澄ませば聴こえてくる。ハイテクが席巻している現代医療では、ついそれを忘れがちだ。そんな現状を諭したのが「患者の話をよく聴け。診断名は患者が教えてくれる」である。

しかし座って話せばぴたりと当たるというのはさすがに誇張だ。占いは当たることも外れることもある。話だけからの診断も当たることも外れることもある。インフルエンザを患者の話だけで診断したらまずい。

実際にはこういう手順になる。

話に耳を傾ける。自覚症状はどうか。周囲に同じような症状の人がいるか。

←

診察する。聴診して肺炎や気管支炎ではないか確認する。のどの状態を視《み》る。熱を測る。

←

検査する。ここまでの話と診察から予想される診断名がいくつか医師の頭の中にピックアップされている。その中のどれであるかを確認するための検査をする。インフルエンザウイルスの抗体価。他の病気の疑いもあれば、その病気の検査。症状によってはレントゲンも。

←

検査結果と、話と、診察所見を総合して、診断を確定する。

精神科診断学の長所と短所

医学には診断学という領域がある。診断学の基本は、絞り込みである。患者の話を聴くのはその第一段階だ。話から浮かび上がった複数の診断名を、診察と、それから検査を行なって絞り込んでいき、最終確定する。いま言ったインフルエンザの診断手順はその一例だ。他の病気の診断に一般化するとこうなる。

話を聴く　↓　診察をする　↓　検査をする　↓　診断確定

だから「話を聴く」のは、それに続く診察・検査を効率よく行なうためであって、話だけで魔法のように診断しようと言っているのではない。占いじゃないんだから。

と、ここまでは内科や小児科などの診断の話である。

精神科や心療内科の診断はどうか。こんな感じになる。

話を聴く。

考える。

話を聴く。

さらに聴いて情報を得る。考える。

また聴く。

だいぶ情報が増えた。

もう少し聴く。

そろそろ診断が見えてくる。

いや、どうにも書きようがなくて困った。あたり前といえばあたり前だ。何のことはない、時間をかけても、**結局はただ話を聴いているだけである。**診断が「見えてくる」と書いたのも見栄を張ったまでで、診断が「決まる」と書いたほうが精神科（や心療内科）の真実に近い。インフルエンザのめりはりのある診断手順に比べて、何とまったりしていることか。「患者の話をよく聴け。診断名は患者が教えてくれる」という言葉が、そのまま当てはまってしまう唯一の医学分野が、精神科なのだ。さっきのように一般化するとこうなる。

話を聴く ↓ ↓ ↓ 診断確定

インフルエンザの場合と比べれば一目瞭然、精神科の診断は、間が抜けている（「間」は「あいだ」と読んでください。間違っても「ま」とは読まない）。

話、それは患者自身が感じている主観的な症状だ。それこそが、診断の根拠になる。何より重要視される。それ以外には診断根拠となる客観的な所見も検査もない。患者の主観こそすべて。患者の主観の中に診断がある。他にはどこにもない。

主観至上主義である。

本人の主観として症状がある限り、何らかの診断がつく。それが主観至上主義の診断である。それが精神科の診断である。「病気でない」という診断は、どこまでいっても下せない。そういえば第1章で誰かが言っていた。

「本人がうつだって言えば、医者はうつ病って診断するんじゃないの」

この言葉には本人と医者の両方への不信がこめられているが、そういう感情的な部分をとりあえず除けば、「うつ病の診断は本人の主観で決まる」と言っているわけで、一面の真実を衝いている。客観所見がなければ、科学ではない。医学でもないかもしれない。主観至上主義が、精神科診断学の大きな弱点の一つなのである。

だが、弱点や短所は、常に長所の裏返しでもある。

間抜け診断学の長所

精神科ほど患者中心の医療は他に例を見ないという見方もできる。

何か自覚症状がある。何とかスケジュールを調整して病院に来る。待つ。待つ。待った割にあっさりと診察が終わり、検査を受けるよう指示される。広い病院の中を迷いつつ、ようやく検査室にたどり着く。待つ。検査を受ける。終わったと思ったら、もう一つ検査があるという。

でもそれは今日はできないので後日だ。またスケジュールを調整して出直してくる。待つ。検査を受ける。そしてまた後日、結果を聞きに来る。待つ。検査結果は異常なし。「気のせいですよ」「心配ありません」、医師から告げられる。会計に行く。待つ。会計をすます。納得しないままに病院をあとにする。「異常なしって言ったって、いま私が苦しんでるこの症状は、じゃあ何なのか」「誰がこの症状を治してくれるのか」「私の苦しさをわかってくれない」「病院でやったのは待つことだけだった。病院なんて待合室だけあればいいのではないか」と患者は不満を持ち続ける。そういう話はよくある。

精神科ではそんな心配は無用だ。**主観的な自覚症状があれば、それは病気なのだ。**どこまでも患者の立場に立つ医療の実践。それが精神科診断学だ。これこそ究極の患者中心ではないか。主観至上主義を「弱点」と言うのは、患者の立場に立たない、患者不在の医学からの視点からの言い方なのではないか。

という反論はそれなりの正当性を持っている。「それなり」じゃなくて全面的に正しいと言う人もいるだろう。「患者の立場に立つ医療」「患者中心」というのは美しい言葉で、賛同しない人をすべて悪人と決めつけてなぎ倒す力を持っている。が、反論を許さない正しさとは、常に危うい正しさである。暴走しがちな正しさでもある。「これが患者の立場に立つ医療だ」と言うときの「これ」。病院の照明を工夫して明るい雰囲気にしたり、クレームに対しては「患者が悪くても、まず謝る」を旨としたり、医療技術の向上よりサービスの向上を優先したり。それって本当に患者の立場に立つ医療なのか？　患者をお客様として扱っているだけなのではないか？　それを正当化するために「患者の立場に立つ」という言葉とセットにしているだけなのではないか？　主観至上主義は本当に患者の立場に立つ医療なのか？　患者にとって主観至上主義は本当に長所なのか？

病気だと思いたい患者にとっては、長所である。

なにしろ主観至上主義だから。誰が何と言ったって、自分にはこういう痛みがある。苦しみがある。悩みがある。それは誰にも否定できない。自分の症状の存在は自分にしかわからない。その自分が言うのだから間違いない。存在するのだ。症状はあるのだ。そして症状があることとイコール病気なら、私は病気だ。病気だと思いたい患者にとっては、絶対的とも言える長所である。この線で行けば、うつを訴える患者を前にしたら、「あなたはうつ病です」が、医師から患者への模範回答になる。だから主観至上主義は、自分が病気だと思いたい患者にとってはこの上ない長所である。

病気だと思いたくない患者にとっては、短所である。

なにしろ主観至上主義だから。自覚症状が少しでもある限り、病気でないという確定診断は決して下すことができない。病気でない、心配ない、無罪放免、ということがあり得ない。というように、長所か短所かは、立場によって正反対になる。

では、立場そのものを正反対にしてみるとどうか。患者ではなく、医者にとって、主観至上主義は長所か短所か。

本道の医を追究する医者にとっては、長所である。

というより、当然すぎて主義とは言えない。

苦しんでいる人を救うことが医療の原点である以上、主観的な症状はどこまでも尊重しなければならない。もし検査所見のほうを重視したら、その時点ですでに歪んだ医療だ。検査結果なんてあくまで付録的なものである。なのに客観的だからという理由で検査結果を優先するのは、いわば医者であることを忘れて科学者になったつもりの医者の都合にすぎない。それにもし科学者を気取るのであれば、症状があっても検査結果が正常なのは、まだ検査技術が十分に発展していないから所見が見つからないだけなのかもしれないと疑うほうが科学的な考え方だ。客観的所見がないと病気といわないのは本末転倒。だから、人を救うという、医のまさに本道からいえば、主観至上主義は長所である。さっきは「病気だと思いたい患者にとっては、長所」と、失礼なことを言ってしまった。あれは「自分が病気だという一定以上の見通しを持っている患者」とか何とか、感情の色のついていない表現をとらなければならなかった。主観至上主義こそ、医の本道。

本道の逆は邪道だ。すると主観至上主義は、邪道の医では短所になる、と言いたいところだが、邪道の医に魂を売った医者にとっても主観至上主義は心強い長所になるから現実は厄介だ。

邪道の医とはすなわち、医療の商売化である。

商売繁盛のためには、何と言っても市場の拡大が第一だ。医療が商売なら市場とは何か。患者である。顧客としての患者だ。患者とは「病気の人」だ。その数は限られている。拡大するにはどうするか。画期的な方法がある。**「病気でない人」を顧客にすればいい。**そのためには主観至上主義を「患者の立場に立った医療」として宣伝すればいい。

主観市場主義診断

秋葉原にはメイド喫茶というものがあるらしい。私は行ったことがないが、そこでは来店した顧客を「お帰りなさいませご主人様」と言って、メイドのコスチュームをつけた従業員が迎えることがよく知られている。一部の男性には受けそうな演出である。私は行ったことがないが、JR秋葉原駅で広告を見たことがある。そして感銘を受けたことがある。そこにはメイドの絵とともに、次のようなコピーが書かれていたのだ。

「お帰りなさいませご主人様、お嬢様!!」

「ご主人様」に、「お嬢様」の追加。市場拡大である。

顧客を男性のみに限定せず、女性に拡大すれば、市場は一挙に二倍だ。商売繁盛のためには、何と言っても市場の拡大が第一ということの実例を、私はこの広告の中に見た。

しかし、その目論見通り、本当に女性客も訪れるのだろうか。

秋葉原の街に出てみると、そこには本当にメイド喫茶なるものがある。そして店先では、メイドのコスチュームをつけた従業員が客引きをしている。彼女は女性にも声をかけるのか。市場拡大の努力は本当に実践されているのか。そしてそれは功を奏しているのか。私はそれを確かめたかった。しかしもし私がメイドを凝視していたら、私がかかる学術的な興味を持ってそうしていることを人は知る由もないから、あらぬ疑いをかけられるおそれがある。なにしろ秋葉原とは、「盗撮注意」というステッカーが駅のいたるところに貼ってある土地なのだ。あれだけ貼ってあるということは、相当に被害が出ているのだろう。どんな奴らが集っているんだここには。だからうっかりスマホを取り出すこともできない。盗撮の疑いをかけられたらコトである。李下《りか》に冠を正さず。秋葉原でスマホを取り出さず、メイドを凝視せず。

だからメイド喫茶の市場拡大戦略の実態は未確認だが、そんなローカルなことより、もっと全国的な例を挙げるべきであろう。それは誰でも知っている二月と三月のあの年中行事、バレンタインデーとホワイトデーである。今でこそこの二つはセットになって人に知られているが、この風習が上陸した当初にはバレンタインデーだけしかなかったことは忘れられがちだが重要な史実である。市場は女性限定だったのだ。しかしそこにホワイトデーなるものを追加することで男性を取り込み、市場を一挙に二倍にすることに成功した。そしてさらには、チョコレート以外のスイーツ、さらにはあらゆる食品、さらにはあらゆる種類のプレゼントがこれらの行事に適切であるという風潮を流布させることにより、かつてなかった大きな市場を創出することに成功したのである。ホワイトデーという名前の由来は、確かホワイトチョコだったような気がするが、もはや名前の中に残る化石のようなものになっている。**市場拡大が、文化を、そして時代を変えたのである。**

「邪道の医」と言ったが、邪道も時代が変われば本道になる。なにしろ時代は「患者様」である。**「様」がつくのは顧客だ。**患者が「患者様」として扱われることを望むのなら、それは顧客として扱われることを望むということであり、つまりは自らが市場の一部になることを望んでいるのと同じである。となれば病院の側も意識改革が必要だ。いかにして顧客を多く獲得するか。いかにして市場を拡大するか。妙案がある。主観至上主義に基づいて「病気でない人」を顧客にするのだ。そうすれば市場は一挙に何倍にも膨れ上がる。主観至上主義の仮面を剝がすと主観市場主義の顔が現れる。

そういえば第1章で、「うつ病の診断基準」の項目を見た厚生課長が言っていた。

「こんなことなら誰にでもありますよね」

見抜かれたか。精神科が主観市場主義だということが見抜かれたか。見抜いて皮肉を言っていたのか奴は。いや多分見抜かれていなかったのだと思うが、「誰にだってある」ことを「病気」と名づけることの裏に何かあるのではと目を光らせれば、さらには、それを「医の本道」とか「患者中心」と称して美化しようとするのはさらに怪しいと頭を回転させれば、即座に見抜かれるだろう。**「誰にだってある」ことを商品にすれば、全人口が顧客だ。**史上

抗うつ薬の売上げ推移

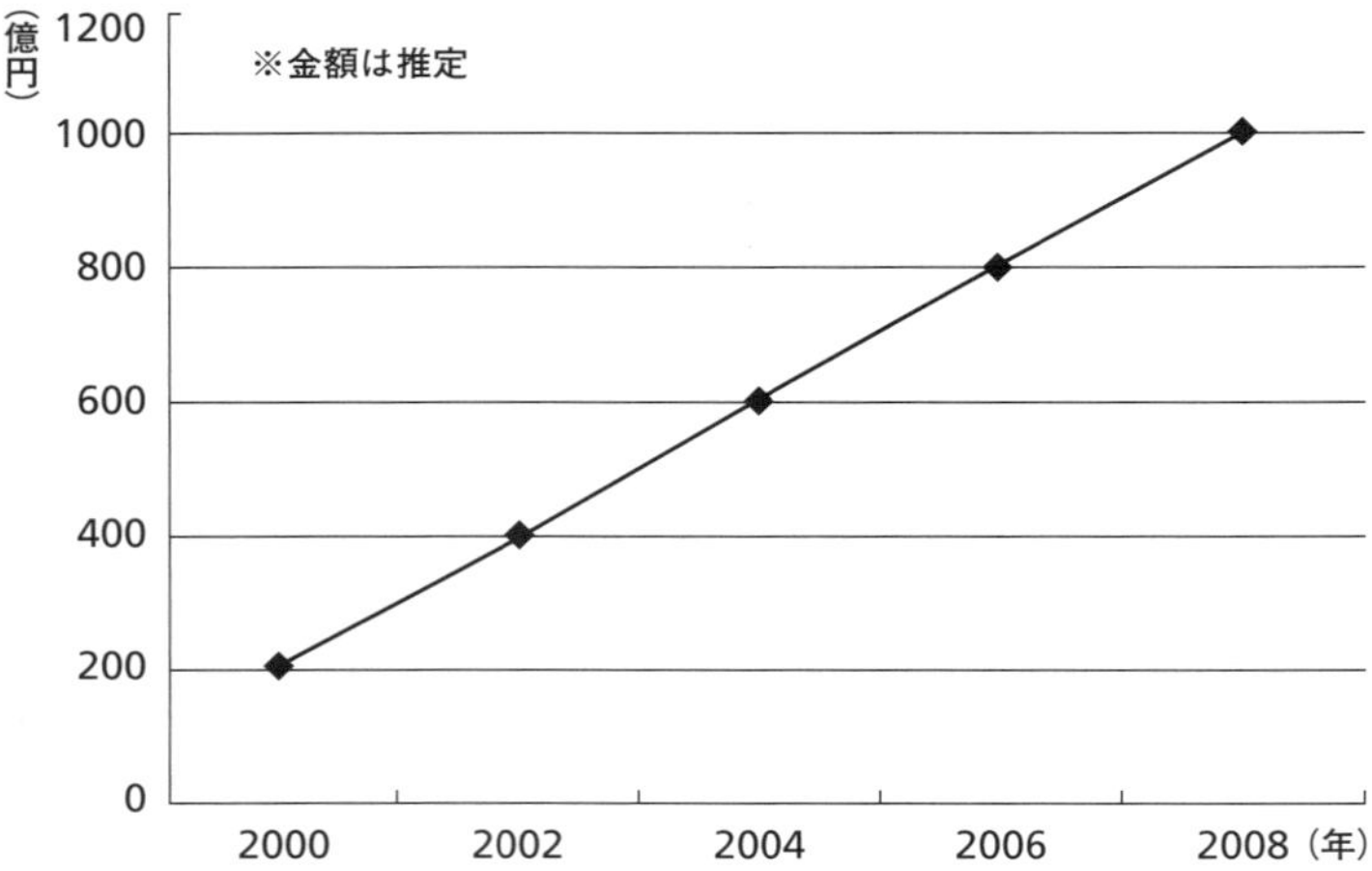

最大の市場がそこに現れる。業績は右肩上がりになる。上のグラフのように。商品、すなわち薬の売上げである。

抗うつ薬バブル

ここで慌てて説明しておく必要があるのだが、もちろん抗うつ薬がいつも「誰にだってある」ような症状というか、主観というか、本人の希望というか、何と呼んでもいいがとにかく病気とは言えないようなことに対して処方されていると私は言っているわけではない。逆だ。うつ病という病気にかかって、薬による治療がどうしても必要だからこそ飲んでいる人が多いはずである。だがこのグラフの上昇率はどうだ。ここまで急激に、薬を必要とする患者が増えるなんてことは考えられない。あるとすれば感染症の大流行くらいだ。うつ病は感染症ではない。うつ病の情報だけなら感染するかもしれない。どんな商品でも、こんなに急に売れるのは、背景として強力な情報の感染があるのが常だ。その商品がどうしても必要なんだと人々に思わせる情報。たとえばスマホのジャケット。たとえば紫外線防止グッズの数々。たとえばインフルエンザ予防のマスク。皆が持っている。皆が必要だと言っている。すると必要なのだろうか。必要なのだろう。必要に決まっている。持っていないとまずいのではないか。自分だけ取り残されるのではないか。買うしかないではないですか。いやもちろん本当に必要で、買ったほうがいい物もある。でもそれは結果にすぎない。必要だという判断は、皆がそれを持っている、皆がそれを必要だと言っているという情報から生まれたものにすぎない。持っていないと不安になる。情報から生まれた不安。特に感染力が強いのは、健康に関する情報だ。人の行動をすぐにでも左右する力がある。情報感染商法。その成功の秘訣は、はじめは商売らしさを全く見せずに、情報だけを提供すること。健康についての不安を煽る情報。その情報が相手の心に浸透したころを見計らって、対策としての商品をさっと出す。しかもその商品を皆が使っているという情報をあわせれば、商談成立、それどころか、感謝さえされかねない。貴重な情報をありがとうございました。お陰様で健康を保つことができそうです。本当にありがとうございました。いやそんなに感謝されても。ただの商売なんですけど。そんなことは口が裂けても言わない。**口に出すのは情報だ**

けだ。はじめは情報だけでいい。情報を浸透させ、そこに直結した商品を出せば、誰もが顧客になり、最大の市場が突然現れる。本当にその商品が必要だったのかと人々が反省するのは、買ってしまった後のことである。

心の病は、きりがない

第1章で厚生課長が「こんなことなら誰にでもある」と言っていたのは、「うつ病の診断基準」を見てのセリフであった。そこにあった項目は、「不眠」「疲れやすい」「食欲低下」その他。確かに誰にでも経験がある。厚生課長の言葉は多くの人の正直な実感かもしれない。あんな診断基準がまかり通るなら、たくさんの人がうつ病になってしまう。**もしかすると人口の半分くらいはうつ病の経験ありということになるかもしれない。いや、半分どころかすべての人に何か病名をつけられるかもしれない。**誰でもある程度は日常生活で体験すること、その度合いが少し強いものを病気だというのなら。たとえばこういうのはどうか。「嫉妬病」である。次に診断基準を示す。もちろん仮想のものだ。項目Aは嫉妬深い気持ち。項目Bはその気持ちから生まれる行動。それらから現実に生まれている問題が項目CとDだ。この基準を満たせば「嫉妬病」。仮想の心の病の診断基準は、作ろうと思えばいくらでもできる。もう一つついで、と言ってはなんだが、こういうのもある。「不機嫌病」である。

嫉妬病の診断基準

A 次のうち2つ以上の場面で、不安になったり不機嫌になったりしたことがある。

自分の配偶者、恋人、パートナーなどが、

1 異性と話をしている。
2 自分と一緒に歩いている時に異性を見ている。
3 異性とメールをしている。
4 仕事先で他の異性といることの想像。
5 異性の友達と二人きりで会っているのではないかという想像。

B 次の行動のうち2つ以上を取ったことがある。

自分の配偶者、恋人、パートナーなどについて、

1 いま何をしているのか、頻繁に電話やメールで確認した。
2 相手の携帯を何回もそっと見た。
3 相手の携帯を見せるよう何回も要求した。
4 相手がどこか出かけるというのを聞くと、どこに行くか・誰と行くか聞きたくなる。

C 次のうちどれか1つ以上。

自分の配偶者、恋人、パートナーなどについて、

1 嫉妬のために相手を責めたり、嫉妬を感じているのはあなたのせいだからと責任を取れと脅したり、自分が嫉妬を感じないようにしろと、嫉妬を使って相手を思いどおりコントロールしたことがある。
2 こうした束縛や干渉をすることで、自分が嫌われることになることがわかっているのにやめられない。
3 冷静な時考えれば何であんな自分にとってマイナスになることをしたのだろうという行動を、嫉妬を感じている時はしてしまうことがある。そういうことはやめようと何回も思ったことがある。

D 次のうち1つ以上。

1 上記A、Bの中のいずれかのために、相手と口論になることが多い。
2 嫉妬のため関係が破綻したことがある。

E 「嫉妬病」以外の精神疾患の診断基準は満たさない。

不機嫌病の診断基準

A　次のうち2つ以上を満たす。

1　イライラしやすい。
2　怒りっぽい。
3　へこみやすい。
4　気分が変わりやすい。
5　頭が痛かったり重かったりすることが多い。
6　皆で話しているときに、急に黙り込むことがよくある。

B　次のうち1つ以上を満たす。

1　人から躁うつ病や二重人格ではないかと言われたことがある。
2　上記Aの中のいずれかのために、人間関係にひびが入ったことがある。

C　次のうち1つ以上を満たす。

1　自分が不機嫌になるのは何かの病気だと確信している。
2　自分が不機嫌になるのは周囲のせいだと確信している。

D　「不機嫌病」以外の精神疾患の診断基準は満たさない。

精神科の診断基準は、現代ではどれも項目をチェックしていき、一定の数になればそこで診断作業は終了である。デジタル時代によく合っている。だが人間はアナログな生き物だ。当てはまる項目の数を合計しただけでは人間が見えてこない。**本当は項目でなく人間が見たいのだ。**では「不機嫌病」の診断基準を満たす人間、つまり右の表でチェックがいくつもつくのは、どんな感じの人か。

「三十二歳女性、既婚、会社員。ちょっとしたことですぐ不機嫌になる。家では自分が頼んだことを夫がすぐやらないと言って怒る。会社では自分の部署に異動してきたばかりの年下の社員の手際が悪いと文句ばかり言っている。上司から自分のミスを指摘されると、むくれるか、落ち込む。周りの人は口には出さないが迷惑し、どちらかといえば敬遠している。昨日はたまたま通勤電車内で携帯に着信があり、『いま電車だから』と一応は言ったものの話し続け、注意されて逆ギレして大声で相手を罵り、車両内の人が皆振り向いた」

これが、「不機嫌病」だ。

いや、違う。

これは**ただの「不機嫌になりやすい人」だ。**

さっきの「嫉妬病」はどうか。

あれも、**ただの「嫉妬深い人」だ。**

誰でも不機嫌になることはある。嫉妬の気持ちに苦しむこともある。でもそういう時でも、そういう気持ちは心の底に持っていても、周りのことを考えて表には出さないようにするのが良識ある大人というものだ。その掟に反して感情を全開にし、しかもそんな自分は病気だ、心の病だ、理解してくれ、と求めるのなら、**「嫉妬病」も「不機嫌病」も、病気の一種ではなく甘えの一種とするのが正しい分類学**であろう。

もし「嫉妬病」や「不機嫌病」が病気なら、「疲れ病」はどうか。「怒り病」はどうか。「飽きっぽい病」は。「朝は眠い病」「仕事拒否病」「怠け病」……いくらでも「心の病」があることになる。きりがない。

今「きりがない」と言ったのを、ぜひ読み流さないでいただきたい。「きりがない」は、単なる慣用句として言ったのではない。文字通り、「きりがない」と私は言ったのである。「きり」が「ない」という言葉の文字通りの意味、それは「どこまでも無限に続く」だ。「嫉妬病」や「不機嫌病」的に「心の病」を列挙すれば、きりがない。無限に続く。**なぜなら人の感情や苦悩をリストアップしているだけだから。**こういう「誰にでもある」ことを病気と名づけ、その対策を商品にすれば、市場はどこまでも拡大できる。どこかで聞いた話だ。さっき提案したばかりの、人の不安を煽る商法だ。生きて生活している限り必ず生まれる苦しみや悩み。それを「病」と呼んで「医療」で救えると誘惑するのは、それを「祟り」とか

「前世からの因縁」と呼んで「まじない」や「壺」や、その他、よく知らないが何かそうした怪しげなもので救えると誘惑するのと大差ない。すると、「祟り」も「心の病」も、同じ主観市場主義の産物なのか。

何だか精神医療が怪しげなものに見えてきたが、ここまでの話は、もし「嫉妬病」や「不機嫌病」や「仕事拒否病」などなどを、「心の病」と呼ぶのなら、という条件つきの話だったことを忘れないでいただきたい。その条件が維持されれば精神科は主観市場主義でいつまでも繁盛する商売になるが、そんな美味しい商売はあり得ない。さっき列挙した「心の病」は、どれも「病」なんかではないのだ。

だが、「うつ病」だけは残る。

「嫉妬病」は病気ではない。「朝は眠い病」も病気ではない。「仕事拒否病」も病気ではない。だが、「うつ病」は病気とされている。

なぜ「うつ病」だけが心の「病」なのか

なぜ「うつ病」だけが「病気」なのか。人は人生でたくさんの感情や苦悩を経験する。その中でなぜ「うつ病」だけを、医者は病気と呼ぶのか。うつ病が病気なら、喜怒哀楽はみんな病気ではないのか。

「うつ病」とは、ただの「暗い人」ではないのか？　あるいは、ただの「心が折れやすい人」ではないのか？

抗うつ薬という薬があって、精神科や心療内科の商売繁盛に結びつくから病気ということにしているのか？　そういう指摘にも一理あるように思える。「嫉妬病」や「不機嫌病」に効く薬はない。逆に、もしこれらに効く薬があれば、とたんにこれらも「病気」という地位に昇格するのだろうか。

もちろんそうではない。もしそうだったら、現代医療はまさに主観市場主義の邪道の医である。

抗うつ薬という薬の歴史は比較的浅い。最初に抗うつ薬ができたのは20世紀半ばのことだ。それよりはるかに昔、紀元前から、うつ病は病気として認識されていた。それには理由がある。**理由がないことが、その理由だ。**

人の喜怒哀楽には理由がある。

悲しいのは、つらいことがあったから。

怒るのは、不当な扱いを受けたから。

笑うのは、おかしいことがあったから。

楽しいのは、よいことがあったから。

これらはすべて正常。あたり前だ。

理由があれば、人の感情は動く。それが正常。それが健康だ。では理由がないのに感情が動いたらどうか。

何もよいことがないのに楽しくなっていたら、病気だ。

何もおかしいことがないのに一人で笑っていたら、病気だ。

何も不当な扱いを受けていないのに怒っていたら、病気だ。

そして、つらいことも何もないのに、何の理由もないのに悲しくなっていたら、病気だ。人にはそういうことがある。人は、何の理由もないのに悲しくなる、「うつ」になることがある。これはヒポクラテスの時代から知られていた。ヒポクラテスの時代とは紀元前だ。**理由がないのに感情が大きく動いたら、それは病気だ。**人間をよく観察すると、そういう人が確かにいる。紀元前からそういう人がいた。ヒポクラテスはその原因を考えた。そして胆汁が犯人だと結論した。黒い胆汁だ。当時は「四体液説」が医学の主流だった。人間の体は血液、粘液、黄胆汁、黒胆汁からできていて、病気とはこの四体液のバランスの崩れによって起こるという説だ。この説そのものが正しいかどうかは問題でない。というより、正しくないことは現代医学の観点から見れば明々白々だ。しかしポイントは当時も現代も変わらない。それは、「うつ病の原因はその人の内部にある」という点である。内部にあるから、外からは見えない。見えないから、何の理由もないのに、うつになったように見える。何の理由もないのに、感情が大きく変化したように見える。本人は深く苦しむ。周りの人は強く困惑する。だからこそ病気と言えるのである。理屈はこのくらいにして、実例をお示ししよう。

真のうつ病とは

ケースA

私は30代の男性です。一年ほど前から某メーカーに勤務しています。前の会社でも充実感を持って仕事に取り組んでいて成績もとてもよかったのですが、引越しを機に転職を考え、以前から興味のあった開発職に就いたのです。

転職後もはじめのうちはやる気に溢れ、色々なハードルを自分なりに乗り越えていたつもりでした。上司からの信頼も得られ重要な仕事も任されるようになりました。しかし決して仕事にのめり込んでいたわけではなく、休日にはテニスで気分転換をするのを習慣にしていました。

ところが、三ヶ月ほど前から何となく体調が悪くなってきたのです。具体的にどこということでもないのですが、心も体もどこかしっくりこないというような感じでした。「風邪をひいた？　仕事で何時間もパソコンに向かっていて眼精疲労というものにでもなったのかな？」と考え、内科と眼科にかかり薬を処方してもらったのですが一向によくなりませんでした。そのうちに、なぜか朝暗いうちに目が覚めるようになりました。転職当時の意欲がやや落ちてきたような感じもありました。

その後も症状は悪化するばかりで、「何かがおかしい」「今までの自分とはどこかが違う」と感じるようになりました。その一方で、任される仕事量は増え、自分では処理しきれない状態になっても、「快く引き受けなければ」という気持ちが先行し体よりも仕事が優先になっていました。仕事に積極的な点は本来の私なのですが、妻からは、いつもあせっているようで、不安が先走っている、今までのあなたとは違う、と指摘されていました。そうしているうちに、夜に目が覚める回数が次第に多くなり、食欲がなくなってきました。早く帰った日は子供と遊ぶのが楽しみだったのがそれさえもだんだんと面倒になり、趣味のテニスも仲間の誘いにもあまり興味がなくなっていきました。このころになると、妻だけではなく、私を知る複数の人から、「前とは雰囲気が全然違う」と言われるようになりました。「病気ではないか」という指摘もありました。

そしてあるときから、「自分はダメな奴だ、会社で何の役にも立っていない」と思うようになるとともに、抱えていた仕事を他の人に回されたりすると自分の評価が下がったと思い、「このまま解雇されるのではないか」と本気で心配するようになりました。会社に行くのがつらくなり、途中の駅で下車してしまいずっとその駅のホームにいることも何回かありました。そんな中、ここから線路に踏み出してしまえば楽になる、という考えが急に浮かび、歩き出しそうになってはっと我にかえったという出来事があり、それをきっかけに自分から精神科のクリニックを受診しました。診断結果は、うつ病でした。

典型的な、うつ病の始まりである。

症状が典型的なのはもちろんだが、ここで注目していただきたいのは個々の症状ではない。二つの点である。

第一は、さっき言ったばかりの、**「理由がない」ということ。**理由がない「うつ」。原因がない、と言ってもいい。

転職し、新しい職場で認められ、期待され、精力的に仕事をしていた。決してやりすぎて過労ということもなかった。にもかかわらず、心身に不調が現れてきた。何かの病気ではないかと思うのは当然であろう。体の病気かもしれないと思って内科や眼科を受診したのは、無理もないこととはいうものの、結果的には間違いだったが、「何かの病気」という直感は正しかったと言える。「原因が見当たらない不調が現れると、人は、病気ではないかと思う」のは、うつ病に限ったことではない。たとえば胃が痛いとき。食べすぎとか、飲みすぎとか、何か原因として心あたりがあれば、人はそんなに心配しない。体の自然な反応と思うからである。反省して放っておくか、人によっては市販の胃薬くらいは飲むかもしれないが、病気とは思わない。しかし何の原因も見当たらないのに胃が痛くなったりすれば、癌ではないかなどの不安が出てくるものである。

このケースで注目すべき第二の点。それは、**それまでのその人とは変わってしまったということ**である。

一番近い存在である妻がまずそれに気づき、そのうちに彼を知る人々もそれに気づく。何より本人が、それまでの自分とはどこか違うと感じている。病気を示唆する重要なサインだ。なぜこれが病気のサインなのか。逆を考えてみれば明らかである。もともと仕事で疲れやすいとか、暗い性格であるとか、何かあるとへこみやすいという人だったら、そういうことが起きても誰も病気とは思わない。それがその人の性格であり、その人自身であるということにすぎない。元々のその人とは違った何かが現れて、はじめて病気と言えるのだ。体の病気でも同じである。

これら二点、すなわち、「原因がない」「それまでのその人とは変わってしまった」、この二点があれば、自然に「もしかすると病気?」という疑いが出てくる。別に医者が診断しなくてもそうだ。そしてこの自然な日常感覚が、医学的に正当な診断感覚でもある。

ここまできてはじめて診断基準のリストの出番になる。心の病の診断基準の項目は、一つ一つを取り上げてみれば、誰にでもあることがただ並べてあるにすぎない。

『医師心得集』にもこう書かれている。

「病気かどうかを判定するチェックリストは存在しない。存在するのは、病気の程度を判定するチェックリストだけである」

文字通り主観至上主義でいくならば、

「本人がうつだって言えば、医者はうつ病って診断するんじゃないの？」

という疑問に、いや疑惑か、それとも揶揄か、批判か、むしろ軽蔑と言うべきか、端的に言えば質問だが、対する端的な答えはイエスになってしまう。しかし、精神科診断が患者本人の主観を重視するのは本当でも、至上主義と言うのは本当ではない。今、その人は落ち込んでいる。つらい。やる気が出ない。それは確かにその人にしかわからない。主観的な判断しかない。だが診断はそれだけではつけられない。**なぜその人は今の精神状態になったのか。元々はどういう人だったのか。**そういう情報を、今の精神状態とセットで把握して、はじめて診断がつけられるのだ。これといった原因なく今の精神状態になったとわかったとき。そして元々のその人とは違った状態だとわかったとき。間違いなく「病気」である。ケースAがその典型だ。これが、典型的なうつ病である。

第３章

「ストレスですね」にハズレなし

——ストレス神話

三十七歳男性。首の痛みで整形外科を受診した。検査したが何の異常も見つからない。最近の生活を振り返ってみても、特に原因となるものは見当たらない。医者はこう言った。

「ストレスですね」

そうか、やっぱり、と男性は思った。そういえばこのごろ残業時間が長くなったし、しかも成果の見えない達成感がない仕事ばかりだったし、家では子供のお受験もあって妻が何かと口うるさくなっていたし、何だか気候も不順だし……。

やっぱりストレスが原因だったか。

……ほんとにそう思えますか？

このケース。本人は納得している。ストレスが原因だったと納得している。ストレスは探せばいくらでも見つかるものだ。ストレスはどこにでもある。誰にでもある。いつでもある。気がついてみればストレスは、今や日本社会を征服する勢いである。

「ストレス社会」という風潮

「ストレス」と言われれば、誰でも思い当たることは出てくる。即座に思い当たる場合もあるし、あらためて考えてみてようやくこれかなと思い当たる場合もあるし、何も思い当たらなくても日常にストレスゼロということはあり得ないので、最低でも当たらずといえども遠からずにはなる。**「ストレスですね」にハズレなしだ。**

腰痛や頭痛で受診したらどうか。

「ストレスですね」

そうか、やっぱりな。そういえば……以下同文である。

蕁麻疹《じんましん》で受診した時も同じだ。ストレス蕁麻疹という言葉も現にある。

「ストレスですね」

そうか、以下同文だ。

風邪もそう。風邪はウイルスの感染が原因だが、抵抗力が落ちているとかかりやすい。抵

抗力には心の状態も大いに関係する。だから、

「ストレスですね」。以下同文。

そうやって挙げていくといくらでも出てくる。

肌荒れ？「ストレスですね」。以下同文。

髪が抜ける？「ストレスですね」。以下同文。

高血圧？「ストレスですね」。以下同文。

眠れない？「ストレスですね」。以下同文。

寝ても寝ても眠い？「ストレスですね」。以下同文。

ずさんな書き方になっていると思って読み流さないでいただきたい。右の二つ、不眠と過眠は正反対だ。それなのにどちらも原因はストレスと言えるのか？　言えるのだ。

食欲がない？「ストレスですね」。以下同文。

食べ過ぎる？「ストレスですね」。以下同文。

食欲不振と過食も正反対だが、以下同文である。

こうなるとストレスはとどまるところを知らない。正反対の事象もストレスという一つの原因で説明できてしまうのだから、まさにオールマイティの原因論だ。ストレスはすごい。万能だ。**およそ人の経験する不調は、何でもストレスで説明できてしまう。**

糖尿病？「ストレスですね」

これは無理か。と思いきや、糖尿病とストレスの関連性は医学論文にもなっている。

脳卒中？「ストレスですね」

ストレスで血圧が上がり血管が傷んだと説明すれば、確かに因果関係はつながっている。

心筋梗塞？「ストレスですね」

今と同じ説明でいい。

癌？「ストレスですね」

癌を悪化・進行させる因子としてストレスがあることはよく知られている。

花粉症？「ストレスですね」

これは無理そうな気がするがどうか。きっと何かの関係はある。免疫機能を持ち出せば説明可能だ。「ストレスは免疫機能の正常な活動を乱します。すると花粉に対して体が異常な反応をするようになるんです。花粉症はそうやって発症するんですよ。去年まではあなたは花粉症じゃなかったんでしょう？　今年、何かストレスがあったんじゃないですか？」と分析されれば、何か思い当たるものが出てくる。「そうでしょう？　だから自分でできる対策として、ストレス解消にスポーツでもするといいです。ただ花粉のことがあるから、最初は屋内のスポーツから始めるということを忘れずに」とでも言われれば、納得してそれならやってみようかという気になるかもしれない。

「ストレスですね」にハズレなし。といっても、アタリの程度には強弱がある。ストレスとの因果関係には強弱がある。納得度には強弱がある。中世に、オカルトや祟りや悪魔の仕業という説明に皆が素直に納得したのとはさすがに違う。古代ギリシアに、どんな病気の原因も体液だと説明したのともさすがに違う。現代人はそこまで愚直に素直ではない。科学的な説明を求める。何でも無制限に納得したりはしない。

そんな現代において、うつ病は、おそらくストレスとの関係が納得されやすいもののナンバーワンだ。いや、納得されすぎて突き抜けてしまっている。

うつ病？「ストレスですね」

と言われれば、納得するもしないも、「あたり前のこと言うな」という反応のほうが自然だ。たとえばこんな感じ。

日焼け？「日にあたったからですね」

あたり前だ、何を言ってるのだお前は。

食あたり？「食べ物のせいですね」

あたり前だ、何の説明にもなっていない。

花粉症？「花粉が原因ですね」

あたり前のこと言うな。

どれも同語反復と呼ばれる、無意味な説明の見本である。とわざわざ説明をつけること自

体も同語反復か。偉そうに同語反復の説明をするのは愚か者だ。愚か者とは思われたくない。だから人は、

うつ病？「ストレスですね」

とは言わない。かわりに次のように言う。

うつ病？「何がストレスだったんでしょうね？」

これがごく自然だ。ストレスが原因というのは無条件で納得し、知りたいのはその先になる。無条件で納得するわけは、ストレスで落ち込んだ経験なら誰にでもあるから。蕁麻疹や過食とかになるとそうはいかない。ストレスで蕁麻疹になるとか、過食になるとかは、そういう経験が過去にあれば納得できるが、そうでなければ納得といっても医学情報という権威に従っているだけである。ところがそんな権威も情報も知識も飛び越えて、素直に納得してしまいがちなのが、うつ病とストレスの関係である。

だが無条件の、自然な、条件反射的な、全員一致の賛成には、常に危険が潜んでいる。人は納得すると思考を停止する。ちょっと考えればわかるおかしさに気づかず通過してしまう。「うつ病？　何がストレスだったんでしょうね？」という自然さの裏には、全員一致の雰囲気におされて、封印されている問いがある。これだ。

ストレスで落ち込むのが、なぜ病気なのか？

落ち込む。言うまでもなく、人間の感情の変化の一つだ。喜怒哀楽があってこそ、健康な

人間だ。そして喜怒哀楽には理由がある。理由なく感情が変化すれば病気だが、理由があれば健康だ。そんなもの誰も病気とは考えない。

それなのにストレスで落ち込むのを病気だと自然に納得してしまうのは、実は自然ではなくて、「うつ病という病気がある」という権威というか、知識に強制された納得なのではないか。この知識がなければ、そんなものを病気とは誰も考えない。

そういう知識を世に広めたのは、精神医学である。

だが精神医学に元々あった「うつ病」とは、第2章の最後の説明の通り、「これといった理由がない」のに落ち込み、その落ち込みは「元々のその人とは、変わってしまった」ということが、病気と診断するための最重要とも言える条件だった。**ストレスなんて何の関係もなかった。**それがいつからどうやって今のような風潮になったのか。

マスコミのせいか？　いや何でもマスコミのせいにするのは、何でもストレスのせいにするのと同じで、自己責任の放棄だ。自分で考えるという作業の放棄だ。

やはりこの風潮の責任は精神医学にあると見るべきだろう。精神医学は、うつ病をどう世に紹介してきたのか。精神科医が書いた本を見てみよう。一般向けに書かれたうつ病の本を。

今や膨大に出版されている、うつ病本。その中に、十五年以上にわたって読み継がれている名著がある。『軽症うつ病』笠原嘉《よみし》著。講談社現代新書。1996年に出されたこの新書は、もはや伝説の名著と言ってもいい。新書だから一般向けに書かれた本だが、精神科医からも長年にわたって一貫して高い評価を受けている。元名古屋大学精神科教授である著者の精神医療に対する深い洞察が随所に何気なく書かれていることもこの本の大きな魅力の一つとなっている。「軽症うつ病」というタイトルになっているのは、おそらく時代を反映したもので、まだ当時は「うつ病」という病名にはかなりの抵抗があり、「軽症」とつけないと手に取ってもらいにくいと考えられていたのであろう。だが、軽症も何も、内容を読めばこれはまさしく「うつ病」の本である。

その第一ページに書かれた著者の言葉、**「実直な人が不幸になるのを座視したくない。それが本書を私に書かせる第一の動機です。」**が、この本全体を流れるポリシーになっている。そして記述は優れて具体的である。薬を飲んだほうがいい場合、飲まなくてもいい場合の判断や、うつが少し長引いた場合はどうするかなど、実際に役立つことがやさしい言葉で説明されており、うつ病について知りたい人、うつ病で悩んでいる人すべてに薦められる名著である。

「まえおき」と題された序文は、次のように始まっている。

> 最近の軽い「うつ病」について、日頃治療しながら思うところを少し文章にしてみようと思います。なかでも、その中心と私どもが考えるタイプにとくに焦点をあててみます。それは実は「ひとりでにおこる」種類のうつ病なのです。

「ひとりでにおこる」、つまり、理由なく発症するうつが、うつ病の中心。この名著は冒頭からうつ病の最大のポイントをこのように読者に明示している。続く文章はこうだ。

この点、読者の思いと違うかもしれません。「うつ病」というと、それなりの心理的理由があっておこる心理的反応、と多くの方が思い込んでおられるのではないでしょうか。

『うつ病』というと、それなりの心理的理由があっておこる心理的反応」、1996年当時から、こういう風潮があったことがわかる一文である。それなりの「心理的理由」。今だったら、それなりの「ストレス」と書くところだろう。うつ病の原因についての誤解は当時から根強かったようだ。そしてこの本は、まずこの誤解を糾《ただ》すことから始めている。うつ病について理解してもらうためには、それが何より大切だという著者の思いが表れている。

本文中には、『三種類の「ゆううつ」』として、うつ病を次の三つに分類している。

> 1　脳と関係の深い「ゆううつ」
> 2　近親者の死――心因性の「ゆううつ」
> 3　ひとりでにおこる「ゆううつ」――内因性の「ゆううつ」

1は、脳梗塞など、脳に何かはっきりした障害がある場合である。これを「器質性」と呼ぶこともある。

2は近親者の死と書かれているが、それは一つの例にすぎない。心理的なストレスによるものすべてが含まれる。「心因性」である。

そして著者が最初に強調していたように、最も重要なのが3の「内因性」である。この本では**「ひとりでにおこる」という表現になっている。裏を返せば、「理由がない」ということだ。**精神科医が「うつ病」と言う時、その中心はこのタイプである。薬による治療が必須なのはこのタイプであるということも明快に書かれている。

というように、この伝説の名著では、ストレスによる落ち込みではなく、理由のない落ち込みこそがうつ病の中心であることが、冒頭から本全体を通して貫かれている。

この本が広く多くの人々に読まれれば、「うつ病の原因はストレス」という思考停止的な迷信は流布するはずはないのだが、するとその後の本が情報を歪めたのだろうか。

2000年を過ぎてから、うつ病の本はとてもたくさん出版されている。いま書店で売られているうつ病本は、二つに分けられる。

(1) 「内因性うつ病」と「心因性うつ病」の区別が明確になされている本。笠原嘉の『軽症うつ病』がその代表。というより、ほとんどこの本しかない。

(2) うつ病の原因については何となく曖昧にぼかされた形になっている本。ほとんどの本がこちら。

なぜ(2)ばかりになっているのか。その背景には、うつ病についての膨大な医学研究の流れがあるのだが、少し無理をしてごく簡単に言ってしまうと、**「内因性」と「心因性」は、なかなか理屈通りにうまく区別できない**という現実が見えてきたというのが主な原因だ。「内因性」は、「ひとりでにおこる」「理由なく発症する」ことが特徴だが、実際には人が生活している以上、日々大小何らかの出来事はあるわけで、完全に百パーセント何の理由もないとはなかなか言えないのだ。また逆に、「心因性」と見えていたものが、そのあと何年も経過を見ると、実は「内因性」だった、それがたまたまストレスをきっかけに発症していたのだということがわかることも、実際に診療を続けているとよく経験される。一人の患者について、一回や二回、いや、十回や二十回の診察では見えなかったものが、さらに何十回と診察を重ねるとようやく見えてくる。最初の見立てとは大きく違う診断が結論になることもある。うつ病の臨床は実に深遠だ。いやそんな言い方は精神医学者の自己満足にすぎない。「診断が確定するのはおおよそ五年後です。もしかしたら十年後かもしれません」、そんなものは診断とは言えない。木星の探査ロケットじゃあるまいし、何年も待たないと結果が出ないようでは診断とは言えない。**それならいっそ内因性とか心因性とかの区別をするのをやめてし**

まおうという、ある意味乱暴な、ある意味現実的な妥協的診断が優勢になっているというのが、今ふうなのだ。

この妥協はつまり、うつ病の診断とは、原因がよくわからないままになされているということである。

心因性と内因性のカオス

内因性なら原因は本人の内部にある。心因性ならストレスにある。しかし現実の診断ではどちらかわからない。そして内因性だとすれば、その「内部にある」原因は何かわからない。ヒポクラテスの胆汁説はもちろん通用しない。内因性も心因性も、理屈としてはイメージできても、実地の場面になると複雑で何が何だかわからない。うつ病の原因論は、スタート直後のマラソンのように錯綜《さくそう》している。

そんなダンゴのような状況の中から抜け出してトップに躍り出て、現在のところ首位を独走しているのが、ストレスである。

だが本当は、うつ病をはじめとする、精神科で扱う病気の大部分について、精神医学はその原因をまだ明快に説明できない。それが、現代精神医学の現状である。

言い訳するわけではないが、これは当然といえば当然のことだ。脳も心も、まだ現代の科学ではよくわかっていない部分がとても多い。よくわかっていないことについて、もし明快に説明されたら、いくらそれが納得のいくものであってもウソの説明である。宇宙の誕生と未来について、誰も明快に説明できない。人間の運命について、誰も明快に説明できない。でもまあそんなことを人は毎日気にしているわけではないから、誰かがどこかで説明していても、それが明快でもわかりにくくても、それがどうした。だが病気のように、自分や身近な人に接近したことになると、がぜん人は関心をかき立てられる。原因は何か。メカニズムはどうなっているのか。どうすれば治るのか。人が本能的に持っている好奇心が、現実の必要性というスイッチが入ることによって活発に動き始める。しかし脳や心の病気の原因について、誰も明快に説明できるはずがない。

ところが困ったことに、というか、当然のことに、というか、どんな分野でも、**専門家に強く求められるのは原因についての説明である。**普通はなかなか気づかないような原因を指摘してはじめて、さすが専門家と評価される。逆に、原因がわからないと言うと、なんだそれでも専門家かということになる。竜巻が起きたら、特殊な積乱雲が原因と説明できてはじめて専門家だ。地球の気候が激変したのは太陽の黒点が変動したからだと説明するのも、ウォールストリートの株価が上がったのは北京で蝶が羽ばたいたからだと説明するのも、桶屋の売り上げが増したのは風が吹いたからだと説明するのも、**人々がそれに納得さえすれば、説明した人物は専門家として認知される。**納得できる原因の説明ができなければ、専門家としては認められない。そして納得とは、正しさよりも、正しそうに思えるかどうかから生まれる。目からウロコが落ちたと感じられる説明。もともと目にウロコなんかないのだから、納得度と正確度は無関係なのであるが。

人間は、「原因不明」には納得しない動物である。原因がわからないということを認めることには強い抵抗がある。世の中に存在する様々な現象。それをパズルだとすれば、**「原因」というスペースを空いたままにしておくことに、人間は強い不安を覚える。**何かで埋めなければ気がすまない。とはいっても、現代でも、どの時代でも、まだまだ原因がわからないことはたくさんある。そこで、空いたスペースを埋めるために雄弁に登場するのが、迷信である。

魔女狩り的原因探し

心の病の原因は、かつてはオカルトだった。

中世なら、悪魔とか、魔女とか、狐とか、そういう得体の知れない不気味なものにとりつかれて、人は狂う。そう信じられていた。

そこには中世という時代背景がある。オカルト的なものが広く信じられていたという時代背景。どんな時代にも「原因不明のもの」がある。他方に「広く信じられているもの」がある。この二つはほとんど自動的に結びつけられがちだ。人は、原因不明という説明には納得しない動物だから。正確度よりも納得度を求める動物だから。

現代もオカルトが広く通用すれば話は楽なのであるが、そうはいかない。一部なら通用する。予知夢があったとか、写真の中に亡くなった人の顔が見えたとか、そういう領域ならオカルトで盛り上がることもあるかもしれないが、すでにオカルトが一掃されて科学に支配されている医学の領域でそれはない。精神医学の臨床も何か科学を取り入れないと相手にされない。

そんな精神医学にとって強い味方が、今の世の中にはあった。

ストレスだ。

弱点だらけの精神科診断学の救世主、それがストレス。ストレスによる説明は現代の風潮。**ストレスが原因だと説明すれば、みんなが納得してくれる。**納得度は最高レベルだ。科学的な正確度はどうかというと、それはつまり、正確というのは相対的な意味であって、絶対的に正確というものはない以上は絶対と言うことはできず何らかの曖昧さを伴うというのが結局はすべての科学の実相であって、その一方でストレスという言葉は多義的だから、科学的な正確度というのも一言で答えるとかえって正確性が揺らぐと言わざるを得ず、いや、まあそんなことはいい。いま大切なのは正確度ではなく納得度だ。それに、正確度だってそれなりにはある。ストレスはあらゆる病気の原因に、たとえ間接的であってもとにかくかかわっているから、それなりには科学的だ。

ところで、「原因」と並んで、「わからない」という説明が受け入れられないものがもう一つある。

「対策」である。

病気でも、自然災害でも、実はまだ有効な対策は立てられないというものは多いのだが、そんなことを人は認めない。聞く耳を持たない。信頼しない。したくない。対策がありませんという専門家の話を人は聞かない。対策がありますという専門家に人はついていく。たとえその対策の有効性が根拠薄弱であっても。これまた納得度がモノを言う。だからその時代の風潮がモノを言う。

だから昔は悪魔祓いという商売があった。

だから現代にはストレスケアという看板がある。

と、そんなことを言うと業界の嫌われ者になりそうなので、現代のことは言わず、昔のことに話を絞ることにする。悪魔祓いという、現代の目から見たら荒唐無稽な商売がなぜ昔は成り立っていたのか。

一つは、「解決したい困ったことがある」。

そして、「その困ったことの原因はわからない」。

さらに、「悪魔が色々なことの原因であるという風潮を人々が信じている」。

この三つが揃うと、対策求め度と納得度が自然にマッチし、荒唐無稽な商売も認知されるのである。

そして中世の悪魔やオカルトを信じるという風潮は、現代ではストレス社会という風潮に置き換えられている。時代時代の風潮。全会一致的風潮。それはその時代の人々の心理的な構えのようなもので、条件反射的に納得しやすいのである。

そして人は風潮という追い風に乗って、楽な方向に流れてゆく。医者も人だから風下に流れてゆく。ストレスで何でも説明するのは科学的にはどうかなあでもそう説明すれば皆あっさり納得するしなあ間違いだと説明してもわかってもらうのは大変だしなあと漂う心は、だんだん風下に流れてゆく。**社会がストレスとうつ病の因果関係を受け入れているのだから、その説明でまあいいか。**と結局は風下に漂着する。笠原嘉のように、「それは本当は違うんですよ」と風に抵抗する医学者は稀少だ。医者の説明も、医者が書いた本も、ストレスを語って気持ちよく風に乗れば、ノンストレスだ。すると社会の人々も、医者がストレスによると言っているのだから、そうなんだろうと納得する。本当は、それが「病気」というのは今いち納得できないのだけど……と思っていても、あえて向かい風に挑むようなストレスになることはしない。こうして風はますます一方向に吹き続ける。

さらには、マスコミも風に乗る。いやマスコミが風なのか。たくさんの人に見てもらうのがマスコミの至上任務だから、風に乗るのは当然である。批判される筋合いはマスコミにはない。だが医者にはある。医者が風に乗って流されればそれは迎合である。医学的事実から目をそむけ、多くの人に受け入れられやすい説明、わかりやすい説明に安住するのは迎合である。では風下に漂着した医者は、安易な迎合者の吹き溜まりの住人か。と思いきや、決してそうではない。時代は瞬間ではない。過去の歴史の上に成り立っている。風が吹く前夜、暗い夜の歴史が、精神科にはある。

偏見の解消

暗い夜の歴史とは、偏見の歴史である。精神科には、長く暗い偏見の歴史がある。心の病は、病気とはみなされず、悪魔が憑《つ》いたとされた時代もあった。魔女とみなされた時代もあった。鉄格子の向こう側にひっそりと幽閉された時代もあった。そうした偏見の塗り壁に、風穴をあけたのが、ストレスという風潮だったのだ。

とそこまで言ってしまうとややオーバーだが、日常からは遠く離れた彼方にあった心の病を、となりのうつ病の位置に引き寄せたキーワードが「ストレス」なのだ。ストレスが原因なら、誰でもなる病気だ。そう認識されれば、偏見も回避できる。共感されやすい。わかりやすい。誰でもなるのなら、となりどころか、明日は我が身かもしれない。

病気のことでも災害のことでも何のことでも、**「誰でもなる」「明日は我が身」**ほど、人の心に直接訴えるメッセージはない。逆に他人事だと思ったら一気に興味を失う。それが川の向こうの火事でも、外国の暴動でも、宇宙の超新星の爆発でも、大差ない。どれもコーヒーを一杯飲み終わる前に人の記憶から消えていく。そんなことより今日は傘を持って行くかどうかとか、中央線のダイヤは乱れていないかとかの方がよほど大きな関心事だ。

そんな日常、**「ストレス」を持ち出せば、うつ病がぐっと身近なものになる。**

これがたとえば、「遺伝」という話になると、とたんに人は興味を失う。あるいは興味があっても、ないふりをする。

「私には関係ない」「私の家系にはそんな人はいない」

と、人は突如として差別主義者になる。というより、本来隠し持っていた差別主義者の顔が出てくると言うべきか。ストレスをうつ病の原因であるとする風潮には、人には見せたくないそういう顔を伏せたままにできて都合がいいという効用もある。ストレスという風は様々な人の様々な都合を乗せて、日本社会に吹き続けている。

だが、医学界には全く別の方向からの風が吹いている。それが遺伝子という風だ。うつ病についての現代の精神医学研究で一番注目されているものの一つは、実は遺伝子なのだ。それは、うつ病が遺伝病だという意味ではない。うつ病が脳の病気であり、脳の中の何らかの変調によって発症する病気である以上、脳内の神経にかかわる物質が関係しているはずであり、であれば、その物質の設計図である**遺伝子の中に、うつ病という病気を解き明かす鍵が**

あることは間違いないからである。その鍵は、うつ病についてのさらに有効な治療への扉をあける鍵でもある。一方で社会に吹いているストレスを支持する風は、衰える兆しを見せないどころか、日に日に強風になっている。

社会に吹いている、うつ病の原因はストレスだという風。それは心の病の社会史という観点から見れば、**偏見を吹き飛ばす涼風でもある。**しかもこれまでになかった力強い涼風だ。遺伝子を語っていたらこの偏見は動かせなかった。ストレスを語れば、うつ病の人もそうでない人も、ストレス社会という共通の敵と戦う同志になれる。

それならそれでいいじゃないかという考え方もあろう。さしあたってそう大きな問題はなさそうだし。であれば、内因だとか不明だとか遺伝子だとか、そういう複雑な説明には触れず、ストレスでわかりやすく説明するほうが、多くの人の胸に届く。

抗うつ薬は誰のためか

それに、うつ病は治療を受ければ治る病気だから、偏見を吹き飛ばすことには実質的な、今すぐの、即効で役に立つ効果がある。治療を受けるためには、まず診断を受けなければならない。診断を受けるためには、医者にかからなければならない。医者に気軽にかかるためには、偏見は邪魔になる。うつ病への偏見を解消するためには、だから、誰でもなる病気だと伝える必要がある。そのためには、ストレスが原因としておいたほうが都合がいいのはさっき言った通りだ。うつ病の原因はストレス、というのは神話だが、団子に花は変えられないのが日常なら、治療に科学的事実は変えられないのが医療だ。医学的に複雑な事実を正確に伝えることより、うつ病の人が受診して治療を受けて治ることのほうが何十倍も大切なことだ。少しくらい事実と違っても、**うつ病の人を一人でも多く救うという大目標**に比べれば、それがどうした。

という背景もあって、ストレス神話は現代日本の聖書になった。

が、風潮に迎合したこういう妥協的な説明は、そのときはよくても話が進んでいくにつれてほころびが出てきて、どこかで破綻が来る。

クリスマスプレゼントをくれたのはサンタクロースだと子供に説明するのは、そのときはまあいいかもしれない。子供の健全な成長のためなら、少しくらい事実と違ってもそれがどうした。少しくらいとは言えないか。まあそれはいい。相手は子供だ。だが子供は成長して大きくなる。見聞が広まる。親以外からの情報源を獲得する。矛盾がわかるようになる。あのときはまだ小さかったからああいう説明だったけど、**まあウソといえばウソなんだけどね、**と言い訳をして訂正しなければならなくなることもある。

うつ病の原因をストレスと説明された大人は、大きくはならないが、説明の矛盾はいつかどこかで露呈する。そうなったとき、あのときは小さかったから……という言い訳はきかない。まあウソといえばウソなんですけどねなんて言い訳にもならない。あのときはそういう風が吹いていたからという言い訳はもっときかない。精神医学の信頼は地に堕ち、地下深く埋もれ、二度と日の目を見ることはなくなるであろう。

そうはいっても社会に吹いているストレス神話の強風の下、精神医学は地下には潜らないまでもそっと頭を低くして、うつ病治療の研究を続けてきた。そして抗うつ薬という薬を開発した。とてもよく効く薬だ。特に有名なのは、1999年から日本でも処方できるようになった、SSRIという種類の抗うつ薬である。

ここで人は何かに思い当たるであろう。

思い当たらなかった人は、思い当たったほうがいいと私は思う。思い当たりのお手伝いをしよう。この本の第2章、45ページ。いやページをめくって戻るのは紙でも電子書籍でも面倒でしょうから、もう一度ここに書く。キーワードは情報感染商法だ。本書45ページに私はこう書いた。

情報から生まれた不安。特に感染力が強いのは、健康に関する情報だ。人の行動をすぐにでも左右する力がある。情報感染商法。その成功の秘訣は、はじめは商売らしさを全く見せずに、情報だけを提供すること。健康についての不安を煽る情報。その情報が相手の心に浸透したころを見計らって、対策としての商品をさっと出す。しかもその商品を皆が使っているという情報をあわせれば、商談成立、それどころか、感謝さえされかねない。貴重な情報をありがとうございました。お陰様で健康を保つことができそうです。本当にありがとうございました。いやそんなに感謝されても。ただの商売なんですけど。そんなことは口が裂けても言わない。

これが**情報感染商法**。うつ病は重大な病気です。放っておくと、自殺につながることもあります。たくさんの人がうつ病に苦しんでいます。でも安心です。抗うつ薬、SSRIという薬があります。現代ではたくさんの人がこの薬で救われています。商談成立、以下同文。

この手で浄水器でもシロアリ退治の薬品でもUVケア化粧品でも何でも売ることができる。詐欺とは言わないが、昔から繰り返されてきた商法だ。商品を売るためには、その商品が必要だと思わせなければならない。だからまず「必要」を作る。それも、ある程度切迫した必要であることが望ましい。それには、日常の中にある危険に気づかせる。不安を煽る。不安の水位が十分に上がって、このままでは溺れるかもしれないという高さになったときを見計らって浮き輪を差し出せば、それが粗悪品であっても人は飛びつく。こんなにたくさんの人がこの商品を使っているんですよ。こんなにたくさんの人がこの商品に満足しているんですよ。そういう情報と抱き合わせにすれば、さらに有効だ。

ストレス。ストレス。ストレス。これでもかというほど繰り返しストレスの情報を供給し、ストレス社会という風潮を熟成させ、あわせてストレスによるうつ病という説明を浸透させ、タイミングを見計らって薬という商品をさっと出すのは、これと同じではないか。風に流されるままの人ならそれで騙せても、少しでも自分で考える人なら、「あ、そういうことだったのね」と思い当たりそっぽを向く。**大体、ストレスという日常の事柄を、薬で解決しようっていうのはどういう了見なのか。**あまりに安易な人生観ではないか。甘えるのもいい加減にしろ。人がストレスで落ち込むのは、人として自然な反応である。生きていればそういうことは誰にでもある。嫉妬とか、不機嫌とか、朝眠いとか、そういうものと同じで、病気とは言えない。それを薬で治すというのは、ドーピングと同じではないか。ストレス神話という風を、精神科医が妥協的に容認してきたツケが、肝心の治療の段階になって回ってきた。今さら風向きを変えようとしてもね。

と私などは思うのだが、どうだろうか。もしかするとストレス神話の風はあまりに強く吹き荒れすぎて、防風林として使えるなら美観など気にせず人生観もしまい込み、薬でも何でも使おうというレベルにまで社会はなっているのかもしれない。そこで私は医学生百人に次の質問をしてみた。お読みになったら、答えを見る前に、ご自分がA、Bのどちらを支持するか、ぜひお考えになってみてください。

最近の研究によれば、抗うつ薬は、健常者が人生で体験する「うつ」（気分の落ち込み）に対してもある程度の効果を有することが明らかにされている。この結果を受けて、以下のA、Bの相反する二つの立場が考えられる。

A：抗うつ薬を飲むのは病者（うつ病など）に限るべきである。健常者の人生に必然的に伴う苦悩を薬で解決すべきではない。

B：健常者でも状況により抗うつ薬を飲むべきである。Aのような主張は理解できるが、年間約3万人という自殺者の数に代表される我が国のメンタルヘルスの悪化状況を考えると、それを改善できる手段は積極的に利用するべきである。

問：A、Bいずれかの立場に身をおき、その立場を積極的に主張し、反対者を説得せよ。

（1）あなたの立場（A、Bいずれかに○）　A　B

（2）主張（文章で記述）

医学生百人の回答は、AとBがほぼ50パーセントずつだった。百人というのは、医学部一学年の学生数である。私はこれを、いくつかの学年にわたって試みたのだが、どの学年もほとんど同じ50パーセントだった。人としての健康な気分の落ち込みを薬で解決することについて、医学生の半分はこれを容認するのである。

すると、医学生の半分は、人としての健康な気分の落ち込みを薬で解決することを容認するのであろう。

と考えるのが自然だ。事実としてのそういうデータがここにあるのだから、そう考えるのは自然だ。だがデータとは、結果だけを見たのでは真実を見誤る。そのデータがどのようにして得られたものかに目を向けなければならない。医学生に投げかけた右の設問、いま一度お読みになっていただきたい。

……お読みになりましたか。何かに気づかれましたか。

新聞の世論調査と同じように、この設問には誘導が入っている。Bの、「年間約3万人という自殺者の数」が誘導である。自殺は今や我が国で重大な問題だから、「これが自殺防止に役立つ」という主張は、賛同しない人をすべて悪人としてなぎ倒す力を持っている。だから自殺のことをあえて思い出させるように誘導したこの設問は、回答者をBに誘導しているのである。

究極の誘導とは

私はこの誘導を気づかれないように入れたつもりだが、あるいは見え透いていただろうか。それはともかく、少なくとも、自殺者が多数であるという現代日本の問題を意識することを前提にして考えた場合、病気でない気分の落ち込みでも、それが治るのなら薬を使うことを医学生の半分は容認するというのは、一定した結果ということになる。

読者のお考えは如何だったでしょうか。誘導に気づきましたか。気づかれないように入れたつもりだが、あるいは見え透いていただろうか。いや、医学生への設問ではなく、この本の話。それは、「自殺者三万人」という情報による誘導だけではない。設問を紹介する前の本文に、「ドーピング」という言葉を使ったのがその誘導である。83ページ。「人がストレスで落ち込むのは、人として自然な反応である。生きていればそういうことは誰にでもある。嫉妬とか、不機嫌とか、朝眠いとか、そういうものと同じで、病気とは言えない。それを薬で治すというのは、ドーピングと同じではないか」。速読で飛ばしてきた方も、こうしてもう一度言われると何となく覚えがあるでしょう。サブリミナルというほどではないが、何気ない誘導である。「抗うつ薬」から「ドーピング」を無意識の中で連想させるように私はしむけたのだ。もしこれを設問Aの中に書き入れれば、誘導であることは明らかになる。こんな感じだ。

A. 抗うつ薬を飲むのは病者（うつ病など）に限るべきである。健常者の人生に必然的に伴う苦悩を薬で解決するのは、ドーピングに等しい行為である。

「ドーピング」という言葉を突きつけられることで、回答者の判断は影響される。A、すなわち、「抗うつ薬を飲むのは病者（うつ病など）に限るべきである。健常者の人生に必然的に伴う苦悩を薬で解決するのは、ドーピングに等しい行為である。」という回答が、「ドーピング」という誘導なしの場合に比べて、多くなったはずである。

「ドーピング」よりさらにエキセントリックな言葉として、「ロボトミー」がある。ロボトミーとは、二十世紀前半に開発された脳手術で、単純に言えば人の前頭葉の一部をメスで傷つけることによる精神病の治療法と称する手法である。今でこそ日本では禁止されているが、発表された当時は、暴力や犯罪といった人間社会の難問を解決する夢のような医学的治療として、開発者はノーベル賞を受賞している。この言葉を設問Aに入れることも、あながち不合理ではない。こんな感じだ。

A. 抗うつ薬を飲むのは病者（うつ病など）に限るべきである。健常者の人生に必然的に伴う苦悩を薬で解決するのは、脳に人工的な作用を施すわけだから、化学的ロボトミーとで

も言うべき手法である。

ここまで言うとかえって極端で、「それは言いすぎではないか」「薬を飲むのと脳手術は全然違う」などという反発を招いて誘導としては逆効果かもしれない。しかし、抗うつ薬が化学的ロボトミーだという批判は世の中に現に存在し、この批判はうつ病の治療にまで及び、すると「抗うつ薬を飲むのは病者（うつ病など）に限るべきである。」という一文さえ否定されかねない。

誘導は、人の意見を左右する。誘導であることが明白なら、人は警戒する。そんな誘導には乗るものかと気を引き締め、自分の考えを意見する。

だが、誘導がサブリミナルになされると、あたかもそれが自分の考えであるかのように人は信じがちだ。

究極のサブリミナルな誘導。それがまさに、世の中の風潮である。

現代はストレス社会だという風潮。人々の心の中に深く入り込んでいる風潮。だからストレスが原因だと説明されると、自然に条件反射的に納得しがちである。「自然な理解が一番正しい」という、それ自体根拠のない信仰も出てくる。多数決で何が正しいかを決めれば、自然な理解が勝つかもしれないが、それは真の正しさとは違う。

うつ病の原因はストレスという、自然に納得しやすい説明。その延長で、つい薬を飲むことにも納得してしまいそうだし、自殺のことを持ち出されると特にそうだが、落ち着いてよく考えれば、誘導から自由になって考えれば、日常のストレスを薬で解消しようということにはかなりの抵抗があるのがむしろ自然であろう。たとえば、こんな広告のコピーがあったらどうか。


転勤先の空気になじめない会社員のあなた。

公園デビューが不安な新米の母親のあなた。

部活動に溶け込めない新入生のあなた。

新しい家族との間の緊張が抜けない新婚のあなた。

保護者と校長の板ばさみになっている教師のあなた。

高圧的な上司がストレスのあなた。

傍若無人の若い部下がストレスのあなた。

一人で悩んでいても解決しません。あなたは一人ではありません。気軽に抗うつ薬を飲んでみてください。一日一回、たった一錠の薬が、あなたの人生を明るくします。

※アメリカの某製薬会社の抗うつ薬の広告より抜粋。オリジナルと多少異なる部分があります。

この広告、アメリカの当局から、不適切であるとして削除命令を受けている。日常のストレスを薬で解決しようという誘惑などけしからんというのがその理由だ。そんなこの広告に、部分的にでも納得して、薬を飲んでみようかと一瞬でも考えたのなら、あなたは日本社会の風潮という誘導に毒されている。と私は思うのだが、医学生の回答を見ると、そうとも言えないのだろうか。

ストレスによる落ち込みは、誰にでも経験がある。そして時間がたてば回復する。処方箋は「時間」だ。「薬」ではない。「時間」はタダだが、「薬」はカネがかかる。そのカネは誰が払っているのか。あなたが払っている。ストレスで落ち込んだ人の治療費の、少なくとも一部は、あなたが払っている。それが健康保険制度だ。時間がたてば回復する悩みを、カネとか医者とかの医療資源を使って支援する必要が本当にあるのか。それが保険医療のコンセンサスなのか。

病気の原因を明快には説明できないという、精神科診断学の弱点。それをカバーするために、ストレス神話を精神科医は利用してきた。迎合してきた。その行き着く果ては、精神科の治療そのものの是非という、精神科医療の存続にかかわる問題となっている。

第４章

どっちもカンタン、ニセ医者・ニセ患者

――但し、禁断

男「調子悪いです。休んでいても、することがないと仕事のことを考えて不安になるんです。復帰したらどういう目で見られるかなとか、仕事の勘が戻らなかったらどうしようとか……。でも何かしてても全然おもしろくないんです。そもそも何かをするという意欲が出ないんです。特に朝、それから午前中がひどいです。夜も寝た気がしないし、朝は早く目が覚めてしまって、悶々と嫌なことを考え続けてしまうんです。死にたくなることもあります。まだ職場復帰はとても自信ないです」

男の妻「本人はあんなこと言ってますけど、家では元気にしてますよ。好きなゴルフには朝早く一人で起きて出かけて行きますし、テレビは長時間熱心に見てるし、夜も飲みに行くと遅くまで帰って来ないし……」

この男は詐病している。病気のふりをする。病気であるかのように架空の症状を語っている。だが、妻の話なしで詐病であると見抜けるだろうか？

精神科の診断は主観至上主義。そこまで言ってしまうと極端だが、心の悩みは本人にしかわからない。本人が語らなければわからない。そして**人は嘘をつくことができる**。嘘まではいかなくても、オーバーに語ることができる。だから精神科では詐病は素通りになる。のではないか。

それはいかにも素人考えである。

と、ここで反転するのが文章の流れというものなのだが、いま私は手が止まってしまっている。反転するからにはその理由説明が続かなければならないのだが、うっと詰まってしまった。出てこない。反論が出てこない。**もしかすると精神科では本当に詐病は素通りになっているのか？** 最近診察した人を次々に思い出してみる。あの人も、あの人も、実は詐病だったのか？　まさか、そんなはずはない。そんなはずはないだろう。そんなはずはないと思いたい。だがわからない。診察といっても話を聴いただけだし、話の内容が本当か嘘かなんて確かめなかった。詐病だとしたら動機は何だろうか？　診断書をもらって休むため？　薬をもらって転売するため？　固くて揺るぎないと信じていた足下の地面が急にぶよっと溶けてゼリーになったような、本物と信じていた風景が急に3D画像だとわかったような、そんな目眩の感覚。だが目眩を振り払ってもう一度よく見直せば、つまり詐病もあり得るという疑いの目を持って見直せば、診断の正確さは向上するに違いない。詐病を通して、新たな視点が開けた感じ。

いま「新たな視点が開けた」などと殊勝そうなことを言ってみたのはもちろん照れ隠しというか、言い訳というか、できるならば話をそらそうとしたまでであって、「詐病が見抜けるのか?」という問いに固まってしまうようでは、精神科診断学は音を立てて崩れることになる。いやそんな月並みな表現にさえ値しない、崩れる以前に、土台がそもそも存在せず、建物の体をなしていなかったということなのではないか。そこで、本章では、逆に詐病をする場合のポイント、つまりニセ患者の演じ方を考えてみることにした。

いま使った「そこで」という接続詞には何の意味もなく、ただ苦し紛れに話をそらしている、と指摘されるかもしれないが、そんなことはない。

詐病を見抜く方法がない。または考えつかないのであれば、逆に、まず詐病をする側に立ってみる。立場を変えれば見える景色も一変する。見抜けないと思えた詐病が、実は穴だらけということがわかるかもしれない。

ただ苦し紛れというのは当たっているかもしれないが、それはまあいい、人それぞれ、見方それぞれ、立場それぞれだ。

しかしそれにしても、医師である著者がニセ患者について語るというのも失礼な話だ。医師の立場としては、その前に自分の業界のほうに目を向けて、ニセ医者について語るべきなのではないか。

そこで順序としてまずニセ医者の演じ方を考えてみることにした。結論から言ってしまうと、意外なことにというか、やはりというか、**精神科や心療内科のニセ医者を演じるのは、簡単だ。**だから、あなたにもできます。やり方をお教えしよう。ニセ患者はその後だ。

聴く(それらしく)

クリニックを始めるためには準備がいる。医療機器を揃えなければならない。ニセ医者をやろうと考えたとき、これが第一のネックになる。でも精神科(心療内科も同じ。なので、以下「精神科」で統一する)ならそんな心配は不要だ。機械はいらない。モノはいらない。診察といっても、話すだけだから。いや、話すのはよくない精神科医とされている。饒舌は慎む。それが精神科医の心得の一つだ。自分が話すのではなく、患者に話させる。医師は傾聴する。それこそが精神科の診療技術である。

これはニセ医者にとっては実に好都合だ。真似しようと思えば、話すことより聴くことのほうがはるかに簡単だ。聴くだけなら誰にでもできる。患者の話を黙って聴く。特別な相槌など打つ必要はない。ただプロらしくする演出として、アイコンタクトや表情は工夫したほうがいい。私はあなたの話にとても興味を持っていますという感じを醸し出す。ちょっとしたジェスチャーや、姿勢や、患者との間の物理的距離も、どうするのが信頼を得やすいか、そのくらいの研究は必要だ。それまで誰も聴いてくれなかった話をきちんと聴いてもらったと実感するだけで安心する人も多い。聴くことも治療なのだ。患者が話し終わる。あなたは患者の目を見る。患者は話したことで満足している。今だ。もっともらしい顔で、もっともらしいことを言えば、名医だと勘違いされることも期待できない話ではない。もっともらしいことを言うために、医学的な知識は必要ない。**キーワードは「顧客満足」**だ。このとき、「患者中心」という都合のいい言葉がある。

患者中心（それらしく）

「患者中心」は、美しい言葉だ。勝てば官軍といえば戦争だが、医療では勝たなくても官軍になることができる。その方法は、「患者中心」という御旗を掲げること。患者中心は官軍。誰も逆らうことはできない。患者中心。ニセ医者はこれを絶対に忘れてはならない。患者から不信を持たれたり、何だか怪しいと疑われたらニセ医者は終わりというのが真の理由だが、そもそもニセ医者をやる目的は商売だから、患者すなわち客を大切にするのは当然だ。**客とカモは同義語**だと辞書にも出ている。客を大切にするとはすなわち、客の注文に応じるということだ。そうすればリピーターになってもらえる。お帰りなさい患者様。顧客の希望を満たすのがサービスの鉄則だ。現代におけるサービスの巨人、東京ディズニーランドの有名なキーワードを、いつも心に抱く。

「すべてのゲストがＶＩＰ」

ニセ医者にとっての患者中心とは、そういうことである。そして常にゲストの期待を超えることを目指す。期待を満たすのは、だから最低限の出発点として必ずおさえる。**薬を期待して来た人には薬を。検査を期待して来た人には検査を。休職の診断書を期待して来た人には休職の診断書を。**そうしなければ、他の店に客を取られてしまう。せっかく来た顧客を逃してはならない。『医者心得集』にある、「何もしないという勇気を持て」という言葉は、真の医師のためのものであって、ニセ医者には無用である。受診してきた患者がただの風邪だったとき。本当は何もしないほうがいい場合もある。それでも薬を出したほうが喜ばれる。第一、何もしなかったら儲からないではないか。それではニセ医者をやる意味がない。病気でなくても病気と診断する。顧客の注文には応じる。それがニセ医者にとっての患者中心である。常に顧客満足の最大化を目指す。だが前面には「患者中心」という美しい言葉だけを出すのを忘れてはならない。忘れないように、「患者中心の医療」と紙に大きく書いて、診察室の壁に貼ることが勧められる。紙の裏には「顧客満足の商売」と、これまた絶対忘れないように書いておく。壁に貼るときは、「患者中心の医療」を表にする。言うまでもないことだが、表と裏を間違えないよう細心の注意が必要だ。紙がすけて裏が見えないことも最終チェックしておく。

治療する（それらしく）

顧客満足の最大化は、顧客価値の最大化につながる。そのためにも、代金という利益を生む薬を出すのは必須である。薬を出すのは、患者が薬を欲しがることだけが理由ではないのだ。

ではその薬をどうやって仕入れるか。

精神科を始めるにはモノはいらないと言ったが、薬だけは必要だ。ニセ医者開業にあたって越えなければいけない難関のようだが、実は簡単で安全な解決法がある。

ネットで仕入れる？　それはダメだ。いかにも安直、安易な素人考えと言わねばならない。ネットの薬は素性が知れない。危険だ。何が成分に入っているかわかったものではない。ステロイドやカフェインが入っていたなどというのはまだいいほうで、違法薬物が含まれていたなんていうのはざらである。そんなものを顧客に、いや患者に飲ませて、何かあったらどうするのか。少しでも疑われたらニセ医者はそこで終わりだ。慎重の上にも慎重に立ち回らなければならない。

そのためには、何と言ってもプラセボだ。

プラセボ。日本語で言えば、偽薬。ぎやく。にせぐすり。名前もニセ医者にふさわしい。外見は薬だが、薬の成分は何も入っていないニセ薬である。うどん粉を薬の形にした物と思えばいい。プラセボは、絶対安全である。あたり前だ。薬じゃないんだから。しかしプラセ

抗うつ薬とプラセボの効果比較

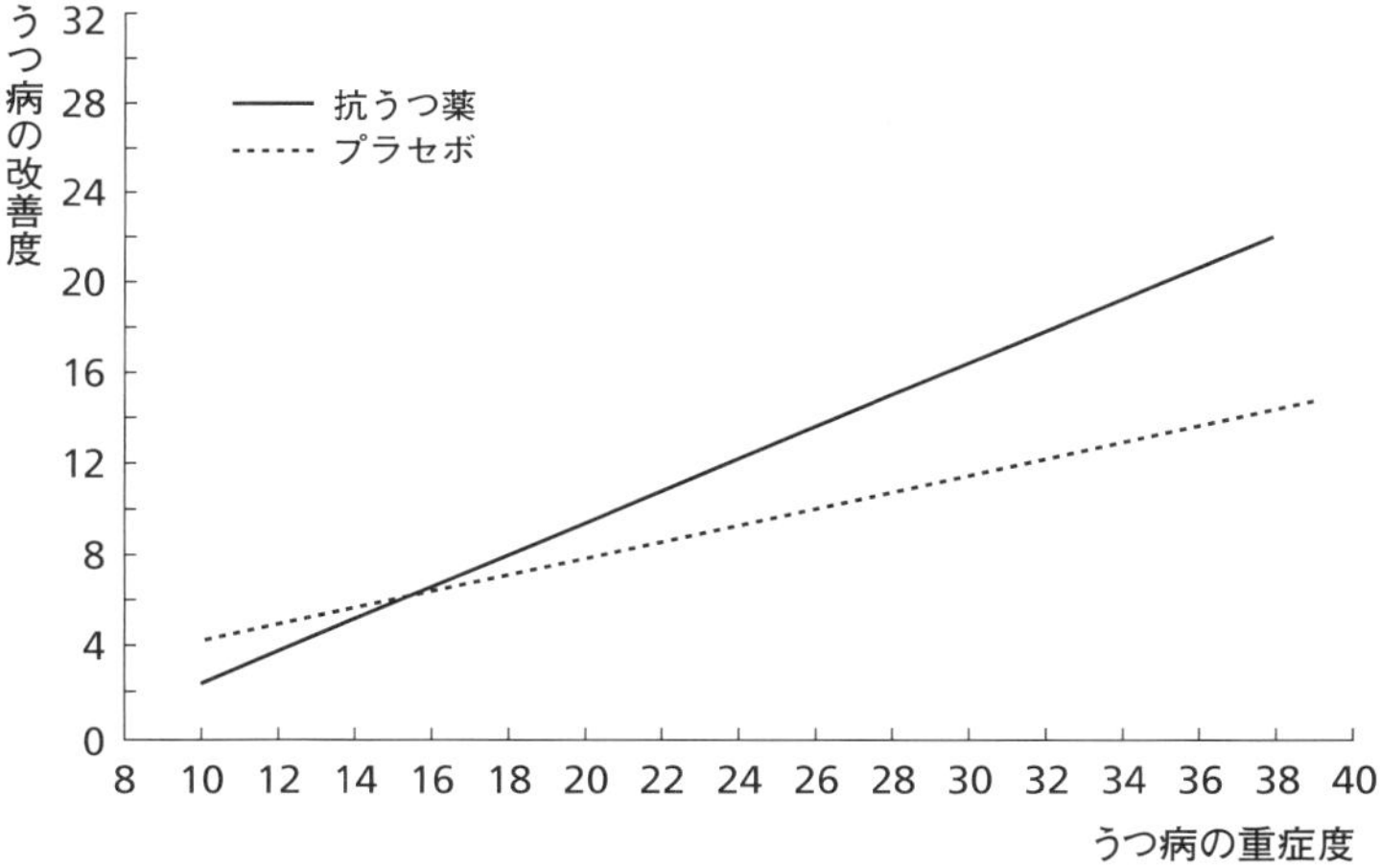

ボを勧めるのは、絶対安全という消極的な理由だけではない。もっと前向きの積極的な理由がある。それは、プラセボは、うつ病に効くということである。

うどん粉でうつ病が治るはずがない？　いやいやそんなことはありません。上のグラフを見ていただきたい。出典は権威ある国際的な医学雑誌に掲載された論文だ。本物の抗うつ薬の効果と、プラセボの効果を比較したものである。直線が抗うつ薬によるうつ病改善度、点線がプラセボによるうつ病改善度を示している。さすがに抗うつ薬のほうが勝っている。……ではあるが、プラセボだっていい線いっている。本物に迫っている。抗うつ薬にもプラセボにもうつ病を改善させる効果がある。プラセボは効果が劣る、というのは、抗うつ薬と比べたときにはじめてそう言えるのであって、比べなければプラセボだってうつ病の立派な治療薬である。「もっとよいものがある」と上を見ようとすれば人間の欲にはきりがないが、上と比べなければ現状に満足できてしまうのもまた人間だ。しかも抗うつ薬が上といったって、たいして高い所にあるわけではない。グラフを見れば一目瞭然で、たとえば真ん中あたりにたてに線をひいて見てみれば、抗うつ薬の効果の80パーセントはプラセボ効果なのである。そこにわずかに抗うつ薬としての薬理作用による効果が上乗せされているにすぎない。うつ病が重病になればなるほど抗うつ薬のほうが有効だが、うつ病がとても軽い場合ではむしろプラセボのほうが有効であることが示されている。

そしてプラセボ効果とは、患者だけに発生する現象ではない。**医者にとってもプラセボ効果というものはある。**この薬は効くと心から信ずること。するとそれは患者にも伝わって、あるはずのない薬効が生まれる。ニセ医者たるもの、自分の出す薬に自信を持たなければならない。プラセボはうつ病に効く。医学論文が証明しているのだ。根拠のない自信ではない。その自信は患者に伝わる。治療成績が向上すること請け合いである。

プラセボを処方するニセ医者に、一つだけ注意をしておこう。それは副作用のことだ。**プラセボにも副作用がある。**

うどん粉の副作用？　そんなものあるはずがないと思ったのなら、考えをあらためなければならない。ニセ医者たるもの、臨床医学とともに、患者心理をよく勉強する必要がある。

プラセボ効果とは、「効く」が専売特許ではない。「効く」ものには必ず副作用がある。いや、患者は副作用があると信じているのだ。信じれば実現するのは、夢ばかりではない。副作用があると信じれば、副作用は発生する。いや発生したと感じられる。治ると信じれば治るのと同じで、副作用があると信じれば副作用が出る。プラセボでも、それをプラセボだと知らずに飲めば、効いたと感じる人がたくさんいることは前出のグラフの通りだが、副作用が出たと感じる人もたくさんいる。これは臨床薬理学の常識だ。

どんな薬でも、新薬を世に出すためには、治験という手続きが必要である。ボランティア患者を対象にして、本当に効果があるのか、副作用はどうか、といったことを確かめるのである。ボランティア患者は、本物の薬か、または本物そっくりのプラセボかのどちらかを飲む。このとき、飲んでいるボランティア患者自身は自分の飲んでいるのが本物かプラセボかを知らされていない。すると、本物を飲んでいる人と同じくらい、プラセボを飲んでいる人にも副作用が出る。いや、出たと本人は感じるのである。

日常の診療でも、同じような事態が発生する。実際の診療ではプラセボが処方されることはないのだが、まず出るはずのない副作用が出たと感じられることはよくあるのだ。出ると信じれば出る。出るのではないかと思えば出やすくなる。出たら嫌だと思えばますます出やすくなる。最近は患者には副作用の情報を事前に伝えることになっている。すると当然ながらこれが誘導や暗示となって、副作用が出たという人は多くなる。さらに精神科に特有の問題として、**うつ病の症状と抗うつ薬の副作用が似ている**という、敵の攻撃から守ってくれるはずの兵隊が振り向いて銃を向けてくるような問題がある。だから本当はうつ病の症状なのにそれを副作用と思い込んでしまう患者も多い。これを実証した医学論文もある。

副作用だと思い込んだ患者は、薬を減らしてほしいと要求する。それならまだいいほうで、自己判断で減らす人もとても多い。薬を減らせば治癒は遠ざかることになる。思い込みは修正が難しい。それをいかに修正し、適切な治療を続けるか、精神科医が苦労するところだ。しかも、精神科医でも、うつ病の症状と抗うつ薬の副作用の区別に迷うこともよくあって、そうなると説明の歯切れも悪くなりがちである。

「のどが渇く？　最近それが特に強くなった？　そうですか……ところで、え？　副作用情報に『のどの渇き』と書いてある？　そうなんですよね、確かに抗うつ薬にはそういう副作用はあります。でも中田さんの場合はね、薬飲む前からのどの渇き、ありましたよね。うつ病の症状としてものどの渇きってあるんですよね。副作用ではないんじゃないかなあ。それはそうと、え？　でも薬飲んでから強くなった？　うーん、時期としてはそうかもしれないけど、それはこの時期にたまたまうつ病の症状が強まったんじゃないかなあ。ちなみに、え？　薬飲んでるのに症状が強まったということは、うつ病が悪化して、薬は効いてないということじゃないかって？　いや、抗うつ薬っていうのはすぐには効かないんですよ。うつ病の悪化っていうより、波じゃないですかねえ。え？　他にも何か？　え？　天気？　違う？　いや、でも昨日と今日は久々にいいお天気ですよね、今日は電車、混んでましたか？」て、話をそらしてもごまかせない。しかし中田さん、ごまかしだと非難しないでほしい。中田さんとは誰か、そんなことはいい、誰であっても同じだ、その中田さんのためにも、そんなに細かく症状を気にしないで、もっと長い目で見て、治療を受け続けたほうがいいとはっきり私は言っておきたい。て、これもごまかしの説明の一種だ。

だがニセ医者にはそんな苦労は無縁だ。患者が副作用が出たと言ったら、威厳を持ってきっぱりと**「それは気のせいです」**と言うことができる。あたり前だ。なにしろ飲ませているのは薬ではなくうどん粉なのだから。それでも患者が納得しないときは、「だってあなた、うどん粉なんだから副作用なんかあるはずないでしょ」と自信を持って宣告する、というわけにはいかないが、心の中はその自信に溢れている。医者の自信は患者に伝わる。プラセボで副作用が出たと思うのは気のせいである。プラセボはうつ病に効く。効くことも副作用もどちらもプラセボ効果だが、「効く」というほうの効果を最大限に活用するのが、ニセ医者の極意である。

説明する（それらしく）

ニセ医者から患者への説明のポイントは、まずわかりやすいこと。そして明るい希望を持たせること。そして何と言っても、顧客価値の最大化に通じさせることだ。

ここでニセ医者が間違えがちなのは、自分がニセだという劣等感の裏返しで、専門家らしく医学的な説明をすることで権威を高めようとしてしまうことだ。

最新の医学論文から仕入れた情報を駆使して、脳内のセロトニン、神経成長因子、認知機能、ニューロイメージングなどを正確かつ丁寧に説明する。

ダメだ。わかりにくい。

最新の臨床統計から仕入れた情報を駆使して、この治療をすれば3ヶ月以内に治る率は何パーセント、さらにこの治療をプラスして行なえば率は何パーセントに上がる。その場合こういう軽い副作用が出る率は何パーセントで、重い副作用が出る率は……と精密に説明する。

ダメだ。わかりにくいし、明るい希望が持てない。うつ病患者は、何でも悪いほうに考えるから、わずかな率でも治らないとか重い副作用があるとか説明されれば、自分にはきっとその副作用が出るに違いないと信じてしまう。

こういうダメを避け、しかも顧客価値を最大化するのに、もってこいのツールがある。


製薬会社のパンフレットだ。

抗うつ薬を販売している製薬会社は、ほとんど例外なく、うつ病患者のためのパンフレットを作成している。今や抗うつ薬は世界的にも製薬会社のドル箱であるから、広告にも相当な力を入れている。膨大な広告費を投じて作成したパンフレットの出来は素晴らしいものがある。とてもきれいで読みやすい。そしてさりげなく薬の重要性をアピールしている。ニセ医者の目的は商売なのだから、商売のプロには謙虚な気持ちで従い、高品質の広告からは大いに学ばなければならない。

それともう一つ、ぜひ利用すべきものがある。

ストレス神話だ。

うつ病を患者に説明するときは、ストレス神話を忘れてはならない。今や日本は社会をあげてストレス神話の定着を誘導しているのだから、これを活用しない手はない。人に物事を説明するとき、まず聞く耳を持ってもらうことが最大の難関だが、ストレスを使って説明すれば、社会の風潮によってそれがクリアされているのだから、こんなにやりやすいことは他にかなかない。ストレスを犯人にすれば、戦争中に敵国を非難するのと同じくらい簡単に賛同を得ることができる。**「ストレスですね」にハズレなし。**ストレスという言葉を使えば、抵抗なくスムーズに理解してもらえる。脇が甘くなる。そこにつけこむのが、顧客の心をつかむ秘訣だ。

診断する（それらしく）

精神科の診断は、主観至上主義を採用する限り容易だ。しかしまあ、患者が自分が「うつ病かも」と言っているからといって、即「じゃあうつ病ですね」と診断したら、かえって不信感を持たれる。主観を裏づける医学的武装が必要だ。それには診断基準を使えばいい。うつ病の診断基準には「抑うつ」「不眠」などの項目が列記されている。これをチェックしていけばいい。本当は診断基準の項目の一つ一つの判定に高度な専門技術を要するのだが、そんなことは素人にはわからないから、気にする必要はない。診断基準の項目の一つ一つを、項目の言葉通り、日常感覚にあわせて説明すれば、よく説明してくれたと患者は納得する。これであなたは名医である。

では診断基準は何を使うか。顧客にとって魅力的で、あなたの権威を高めることを第一に考える。第1章で厚生課長が出してきたのはＤＳＭと呼ばれるもので、国際的に最も用いられているツールである。ただ、そういうものには批判も多くなっている。ネットにでも何にでも、広く出回るときは、わかりやすく簡略化された形になっている。名画が、解像度を落とした画像の形で紹介されているようなものである。名画の真価は削ぎ落とされてもはや目に見えず、この程度の物かと批判ばかり浴びるのが常だ。だから人によく知られている診断基準は、知られ度に比例して評判が悪い。そういう悪い噂を顧客は、いや患者は仕入れている可能性だってある。

それに、あまり広く人に知られると権威は落ちるものである。ゴッホが好きだと言うより、草間彌生が好きだと言ったほうがプロっぽく聞こえる。福井良之助であればなおよい。高級ブランドは、誰でも知っているものではなく、「知る人ぞ知る」ものでなければならないのだ。大衆化したら価値が下がる。

だからプロを演出するための条件は、一般にはあまり知られていない、しかしプロの仕事ではよく使われているもので武装することだ。さらにその一方で、素人が見てもある程度納得・理解できるものであればなおよい。うつ病の診断に使うツールで、こうした条件を満たすものはいくつかあるが、たとえばＱＩＤＳと呼ばれているものがある。

ＱＩＤＳは「クイズ」と発音する。クイズです……という駄洒落は言わないほうがいいだろう。どうしても言いたければ、相手をよく見て、雰囲気をよく見た上で言う。つまらない駄洒落は親しみを増すこともあるが、権威を落とすこともある。繰り返し警告してきたように、ニセ医者は、いったん疑われたら終わりだからそこは慎重な発言を心がけなければならない。

ＱＩＤＳは、国際的な臨床研究でも使われている。たとえばスターＤ（STAR*D: Sequenced Treatment Alternatives to Relieve Depression）と呼ばれる、うつ病の薬物療法と認知療法の有効性について、３５００万ドルの予算を投じ６年間にわたって施行された大規模研究で、患者の診断根拠として用いられたのもこのＱＩＤＳだ。そういう説明もつけ加えれば、あなたの権威は増す。これまた、スターＤで使われたＱＩＤＳを名画だとすれば、ニセ医者が使うＱＩＤＳは解像度を落とした画像にすぎないのであるが、そんなことは素人にわかるはずがない。最新の研究成果を実地臨床に取り入れているあなたを、まさかニセ医者とは思わないだろう。

自己記入式簡易抑うつ尺度（日本語版QIDS-SR）

最近7日間のあなたの状態に最も近いものに、項目ごとに1つ、○をつけてください。

1.寝つき

0　問題ない（または、寝つくのに30分以上かかったことは1度もない）
1　寝つくのに30分以上かかったこともあるが、（1週間の）半分以下である
2　寝つくのに30分以上かかったことが、（1週間の）半分以上ある
3　寝つくのに60分以上かかったことが、（1週間の）半分以上ある

2.夜間の睡眠

0　問題ない（または、夜間に目が覚めたことはない）
1　落ち着かない、浅い眠りで何回か短く目が覚めたことがある
2　毎晩少なくとも1回は目が覚めるが、難なくまた眠ることができる
3　毎晩1回以上目が覚め、そのまま20分以上眠れないことが、（1週間の）半分以上ある

3.早く目が覚めすぎる

0　問題ない（または、ほとんどの場合、目が覚めるのは、起きなくてはいけない時間の、せいぜい30分前である）
1　週の半分以上、起きなくてはいけない時間より30分以上早く目が覚める
2　ほとんどいつも、起きなくてはならない時間より1時間以上早く目が覚めてしまうが、最終的にはまた眠ることができる
3　起きなくてはならない時間よりも1時間以上早く起きてしまい、もう1度眠ることができない

4.眠りすぎる

0　問題ない（または、夜間7～8時間以上眠ることはなく、日中に昼寝をすることもない）
1　24時間のうち、眠っている時間は、昼寝を含めて10時間ほどである
2　24時間のうち、眠っている時間は、昼寝を含めて12時間ほどである
3　24時間のうち、昼寝を含めて12時間以上眠っている

5.悲しい気持ち

0　悲しいとは思わない
1　悲しいと思うことは、半分以下の時間である
2　悲しいと思うことが半分以上の時間ある
3　ほどんとのすべての時間、悲しいと感じている

6.食欲低下

0　普段の食欲と変わらない（または、普段より食べる量が多い）
1　普段よりいくぶん食べる回数が少ないか、量が少ない
2　普段よりかなり食べる量が少なく、食べるよう努めないといけない
3　まる1日（24時間）ほとんどものを食べず、食べるのは、極めて強く食べようと努めたり、誰かに食べるよう説得されたときだけである

7.食欲増進

0　普段の食欲と変わらない（または、普段より食べる量が少ない）
1　普段より頻繁に食べないといけないように感じる
2　普段と比べて、常に食べる回数が多かったり量が多かったりする
3　食事のときも、食事と食事の間も、食べすぎる衝動にかられている

8.体重減少（最近2週間で）

0　体重は変わっていない（または、増えた）
1　少し体重が減った気がする
2　1キロ以上やせた
3　2キロ以上やせた

9.体重増加（最近2週間で）

0　体重は変わっていない（または、減った）
1　少し体重が増えた気がする
2　1キロ以上太った
3　2キロ以上太った

10.集中力／決断

0　集中力や決断力は普段と変わらない
1　ときどき決断しづらくなっているように感じたり、注意が散漫になっているように感じる
2　ほとんどの時間、注意を集中したり、決断を下すのに苦労する
3　ものを読むことも十分にできなかったり、小さなことですら決断できないほど集中力が落ちている

11.自分についての見方

0　普段と変わらない（または、自分のことを、他人と同じくらい価値があって、援助に値する人間だと思う）
1　普段よりも自分を責めがちである
2　自分が他の人に迷惑をかけているとかなり信じている
3　自分の大小の欠陥について、ほとんど常に考えている

12.死や自殺についての考え

0 死や自殺について考えることはない
1 人生を空っぽに感じ、生きている価値があるかどうか疑問に思う
2 自殺や死について、1週間に数回、数分間にわたって考えることがある
3 自殺や死について、1日に何回か細部にわたって考える。
またはﾞ具体的な自殺の計画を立てたり、
実際に死のうとしたことがあった

13.一般的な興味

0 他人のことやいろんな活動についての興味は普段と変わらない
1 人々や活動について、普段より興味が薄れていると感じる
2 以前好んでいた活動のうち、
1つか2つのことにしか興味がなくなっていると感じる
3 以前好んでいた活動に、ほとんど全く興味がなくなっている

14.エネルギーのレベル

0 普段のエネルギーのレベルと変わらない
1 普段よりも疲れやすい
2 普段の日常の活動(たとえば、買い物、宿題、料理、出勤など)を
やり始めたり、やりとげるのに、大きな努力が必要である
3 ただエネルギーがないという理由だけで、
日常の活動のほとんどが実行できない

15.動きが遅くなった気がする

0 普段どおりの速さで考えたり、話したり、動いたりしている
1 頭の働きが遅くなっていたり、声が単調で平坦に感じる
2 ほとんどの質問に答えるのに何秒もかかり、
考えが遅くなっているのがわかる
3 最大の努力をしないと、質問に答えられないことがしばしばである

16.落ち着かない

0 落ち着かない気持ちはない
1 しばしばそわそわしていて、手をもんだり、座り直したりせずにはいられない
2 動き回りたい衝動があって、かなり落ち着かない
3 ときどき、座っていられなくて
歩き回らずにはいられないことがある

日付　　　年　　月　　日

氏名　　　　　　　　合計点

権威づける（適度に）

何であれニセは、常に本物に学ぶという謙虚な姿勢が必要だ。本物の成功も失敗も、自分のものとして。本物のやることをよく観察し、取り入れるべき点は素直に取り入れ、批判すべき点は冷静に批判し、取り入れには慎重な態度を取ることが推奨される。

平成13年に医療機関の広告規制が大幅に緩和されて以来、現代日本では医療が産業化しつつあるが、まだその歴史はわずか10年ほどにすぎず、**医者は、人を顧客として扱うことにおいては初心者であり素人だ。**本物の医者のやり方をそのまま真似するのは考えものである。

一方ニセ医者にとって、患者は顧客以外の何者でもない。本物の医者よりも、顧客対応という点においては自分のほうがプロであるという自負も必要である。

顧客は何を求めているのか？　プロとしてはそれを第一に考えなければならない。ただ持ち上げれば顧客は満足すると考えるのは客商売のアマチュアである。「お客様は神様です」と言われれば顧客はその瞬間くらいはご満悦かもしれないが、なぜこの場に限って急に神様にまで大出世したのかと考えれば、それは自分が金を払うからであって、だから神様は自分ではなく金だと気づく。白々しい丁重な扱いは逆効果だ。医療技術のなさを接客技術でカバーしているとさえ思われかねない。

だから昨今の「患者様」という言葉を、ニセ医者は使ってはならない。客商売素人の本物医者に使わせておけばいい。

だいたい「様」をつけて呼ぶのは、相手への軽蔑がこもっているのが普通だ。おだてればいい気になりそうな相手だとみくびっている。

「将軍様」「ヨン様」「ベッカム様」「お子様」「ご主人様」「女王様」「お嬢様」「奥様」「オレ様」「おひとり様」「教祖様」、そして「患者様」。

この中には、どれとは言わないが、蔑称が紛れ込んでいるのは明らかだ。相手がそれに気づいたらコトだ。逆に気づかなくても「様」と持ち上げられれば態度は自然に横柄になり、あれこれと扱いの不備についてクレームしがちになる。ニセの皮だって剝がされかねない。

「顧客」といっても**本人は自分を「患者」と思っていて、「ニセ医者」を「医者」と思っている**のだから、それなりに権威あるふりをしなければならない。腰を低くしすぎて疑われたら本末転倒だ。

で、ニセ患者

ニセ患者の前座として、ニセ医者のやり方を書き始めたら、意外に長くなってしまった。

意外なのは長くなったことだけではない。何だか冗談ではなく、誰でもニセ精神科医ができるような気さえしてきた。今さらですがあらためてご注意申し上げます。ここまでのニセ医者指南は冗談。実行したら犯罪。決して真似してはいけません。警告しましたよ。

それでも削除せずこうして出版しているのは、まさかこれを読んでニセ医者を実行する人はまずいないだろうと思うからである。

だがニセ患者となると話は別だ。ニセ医者に比べて、実行へのハードルは著しく低い。真似する人が出てこないとも限らない。

だから、ニセ患者のやり方を書くのは、やめることにした。実は原稿は書いたのだが、お蔵入りにすることとした。誠に遺憾である。残念だが仕方がない。

精神科のニセ患者の成功率が高いことは、歴史が証明している。日本でも外国でも実績がある。20世紀半ばごろ、精神医療に対する批判が地球的に高まった時期があり、「患者を装って精神科に入院し、そこでの医療を糾弾する」という手法が定番になっていた。このときの記録を見ると、ニセ患者として精神科医を騙すのがいかに容易かということがよくわかる。症状を伝えればその場で病室に案内されて、はい入院。用件を言えばその場で奥に通されていらっしゃいませという感じ。買い物に来たのと大差ない。ただ鍵をかけられ出られなくなるのは大きな違いだが。それはともかくとして、ニセ患者としての技術なんかいらないのは確かだ。患者が顧客で診断が主観至上主義なら当然か。

時代は過ぎて現代。ニセ患者となれば別だが、そこまではいかなくても、症状を誇張して医者に話すくらいのことなら、あなたもしたことがあるでしょう。隠さなくてもいい。その

患者の嘘

患者が医者についた嘘

日常生活	69.2%
病状	52.6%
薬を飲んでいるかどうか	20.2%
アルコールやドラッグ使用	15.5%
副作用	8.4%
体温や体重など	4.4%
その他	9.2%

くらいなら犯罪ではない。そういう実態調査が医学論文としても発表されている。単刀直入、うつ病の患者に「医者に嘘をついたことがあるか」と聞いたアンケート調査である。

さすがに100パーセント詐病する人は少ない。しかし症状を誇張して医者に伝えるくらいならよくあることだ。精神科に限ったことではない。たとえば風邪をひいたとき。風邪そのものは事実だから、詐病ではない。ニセ患者ではない。但し症状を医者にどう伝えるかとなるとこれは別の話だ。はじめは仕事を休むか休まないか迷っていた。このくらいの風邪なら仕事に行こうかなと思った。でも今日は休む決心をした。今の症状がつらいからというより、無理してこじらせて何日も寝込むことになったらかえって職場に迷惑をかけるから、今回は思い切って休んでしまったほうがいいと判断した。医者にかかった。休むという結論はもう自分で決めているのだから、医者にかかるのはいわばお墨付きをもらうためである。ここまできたら、医者には当然に症状を誇張して伝える。のどが痛いんです関節が痛いんです全身がだるいんです何だか悪寒がするんです。まあ誰でもすることだ。このくらいならニセ患者とは言えない。だがここから一歩か二歩か、もしかすると十歩か、とにかく一線を越えて踏み出しニセ患者として医者を騙せばそれは犯罪である。だからニセ患者の演じ方を書くのはやめた。犯罪の指南を本に書くわけにはいかない。

だから逆に、ニセ患者がしてはならないことを書くことにした。

これまた、医学論文がある。探せばどんな論文でもあるものだ。ニセ患者が問題となる場面、それは主として障害認定という場面である。年金をもらえるかどうか。仕事を休めるかどうか。休職できるかどうか。そのためには医師の診断書が必要である。こういう場面はまとめて障害認定と呼ばれている。**医師に障害認定を求めるとき、人は症状を誇張する。**誇張しないまでも、少なくとも軽く申告することはない。時には、稀には、多くの場合には、例外的には、普通は、どれかわからないが、ここは幅を持たせて「時には」を採用しよう、時には、詐病＝ニセ患者が闊歩する。日常の医療場面なら、主観至上主義で診断しても、「それが患者中心」という免罪符が医師の側にはあると言えないこともない。しかし障害認定ではそうはいかない。日本でこれが問題になるのはよほど重大・悪質なケースだけだが、訴訟大国アメリカは違う。詐病を見抜けずに患者が年金を詐取したら、診断書を書いた医師がすぐに訴えられる。

だから論文もアメリカ発である。「詐病警報 Malingering Red Flags」と題された内容を基に日本向けに書くと、次のようになる。

詐病警報

1．大げさな訴え。
2．症状の経過が医学的常識に一致しない。
3．治療に対する医学的に不合理な反応。
4．普通なら休むほどではない病気で、休むことを希望する。偏頭痛や気分変調など。
5．職場での特定の出来事に直接関連した症状。たとえば上司からの叱責直後の症状発生。
6．仕事以外の場面では元気。
7．治療方針に従わない。または診断書だけ要求して治療は受けない。
8．これまで医師の方針に従わなかったという経歴がある。ところが、休職延長の必要があるときや、障害年金の診断書が必要になるときは、必ず受診する。
9．職場での意にそぐわない処遇の直後に具合が悪くなる。
10．詳しい診断や検査を受けようとしない。
11．就職直後の不調。
12．職場を転々としている。

詐病警報が鳴るのは、たとえばこんなときだ。三ヶ月ぶりの受診。

「先生、お久しぶりです。その節はお世話になりました。あのときの会社のパワハラは本当にストレスだったんですが、先生の診断書のお陰で休めて、助かりました。先生からは検査も受けなさいと言われてたんですが、予約の日に来れなくて、ああいかんなあと思ってるうちにそのままになっちゃって……。それから後は大体は調子よかったんで、失礼とは思いながらも病院には来れなかったんですが、先生からご指示いただいた通り、無理しないようにと心がけた生活をしてました。調子よかったのでつい薬を忘れて、気がついたら一週間たってて、これだったらもう薬飲まなくてもいいかなと思って、やめてたんですが、大丈夫でした。でもここ三週間くらいまた調子悪くなっちゃって……やっぱり先生のおっしゃる通り薬飲んでればよかったと反省してます。早く来なくちゃとは思ってたんですが、朝起きられなかったりして、ついつい来れなくて……。今日は頑張って何とか来ました。ところで、診断書が来週切れるので、すみませんがまた書いていただけますか。お忙しいのにすみませんねえ」

これは、ばれる。医者を騙すならもっとうまくやらなければいけない。もっとも、このケースはヤラセだ。詐病警報の内容紹介のサンプルとして、警報項目がちりばめてあるので、いかにもニセ患者という感じになっている。実際には、ニセ患者をする目的が、たとえば項目4の「普通なら休むほどではない病気で、休むことを希望する」であれば、その項目自体を外すことはできないが、他の項目に当てはまらないように注意すれば、相手によってはうまく騙せる見込みがないでもない。それに……。

いや。いま私はニセ患者がやってはいけないことを書いているのだった。ニセ患者のすすめを書いているのではない。言い直す。「それに」から書き直す。

それに、ニセ患者は失敗して見破られても、致命的なミスにはならない。ちょっとでも疑われたら終わりになるニセ医者とは大きく違う。**ニセ患者は決して終わりにはならない。**見抜かれそうになったらすばやく身を翻して別の医者にかかるという逃げ道が常に残されている。医療制度上、受診先の医者が決められているアメリカなどではそうはいかないが、日本の医療はフリーアクセスだから、ドクターショッピングを続ければいつかは騙される医者にあたる。日本は、ニセ患者フレンドリーな国なのである。相手がニセ医者だったらもっと簡単だ。そもそもニセ医者だったら、訪れた人が本物の患者でもニセ患者でも関係ない。お金を払ってくれればそれは立派な顧客だ。ニセでもエセでもネコでもいい。すべてのゲストはVIP。疑うなんてもってのほか。当院は患者中心、信頼を第一にしております、と言えば万能の口実になる。

また話がおかしくなってきた。誤解されないように再確認しよう。ニセ医者もニセ患者もフィクションである。実行したら犯罪。決して真似してはいけません。警告しましたよ。それも二回目。

目の前の患者が、症状を誇張しているのではないか、嘘をついているのではないか、そういう疑いが生まれることは、日常の医療でもあることである。

しかし、嘘だという確証が得られることはまずない。

そうすると、少々の疑いは無視することになる。**疑わしきは疑わない**。それが医の倫理だ。

かつて、といってもそう遠くない過去だが、うつ病でも何でも、精神科の病名には強い偏見があった。だから精神科を受診するのはよほどのことであった。もう本当に家ではどうすることもできないくらい悪化してから這うようにして来たり、頑として動かないのを家族が無理やり連れて来たり。ようやく病院まで来ても、自分は病気でないからこんな所には用はないとすぐに帰ろうとする。わざわざ嘘をついてまで病名を求める人なんかいなかった。そういう時代には精神科診断学は主観至上主義でもよかったのかもしれない。今では逆に、診断名をつけられることを望んで、症状を創作する人が現れている。精神科への偏見が減ずることによって発生した皮肉な事態。

邪道の医、すなわち患者を顧客と見る商業主義から言えば、こんなことはたいした問題ではない。むしろ市場が拡大されて望ましい事態であるとも言える。

本道の医、すなわち真に患者のためという観点からはどうか。年金をもらいたい、休みたい、そういう目的で診断を求められたとき、希望をかなえるのが患者のためと言えるかどうか。

これはかなり深そうな問いである。ニセ医者・ニセ患者の章で考えるようなテーマでは明らかにない。考えたとしても、すぐに答えは出ない。だがすぐに答えを出して診断書を書いてもらわないと、ニセ患者としては困る。だからニセ患者は、医療の姿について真剣に考える医師にかかるのは避けたほうがいい。それがニセ患者の唯一の「してはならないこと」になるのかもしれない。

第5章

裁かれるうつ病

――裁判所はうつ病をどう診断したか

24歳男性A。入社してから間もなく、長時間労働で深夜の帰宅が続き、徐々に調子を崩し、入社わずか1年5ヶ月後、自殺した。遺族は、Aの自殺は過重労働によるうつ病が原因であるとして会社を訴えた。Aは生前、医師の診察を受けてうつ病と診断されたことはなかったが、地方裁判所は遺族の訴えを認め、会社に約1億2600万円の賠償金の支払を命じた。会社はこれを不服として上訴し、高裁、さらには最高裁での争いとなった。

高裁、最高裁の判決はどうだったか?

「裁かれるうつ病」という章題である。

詐病しているニセ患者を裁こうというのではない。

詐病を見抜けない精神科医を裁こうというのでもない。

本章で描くのは、裁判所におけるうつ病の診断である。

主観至上主義。ストレス神話。そして詐病を見抜くのは困難。精神科診断学は弱点だらけ。

いやもちろん弱点だらけというのは逆説というか衒奇《げんき》というか極論だが、一面の真理であることは事実だ。そんな事実の中、日常の精神科医療が何とかかんとか進んでいるのも事実だ。

どんな分野でも、弱点は多々あっても、現実とはそんなふうに進むものだ。だが裁判という極限状況、つまりその場で白黒つけなければならない場面ではそうはいかない。ではうつ病の診断が争点になる裁判では、どのようなことが起きているのか。裁判所はうつ病の診断を、そしてストレスとの関係をどのように認定しているのか。それが本章のテーマである。裁判というと何だか日常からは遠い所にあるような気がするが、うつ病と診断されている人を取り巻く人々にとっては、精神科医による診断よりも**裁判所による診断のほうが時に大きな意味を持ってくる**。訴訟リスクにかかわってくるからだ。何らかの責任を負わされることに直接結びつくからだ。

うつ病などのメンタル疾患で仕事を休んでいる。あるいは、業務が軽減されている。

だがはた目にはどこが病気なのかわからない。

軽減された彼の業務のツケは、周囲の人に回ってくる。

困惑と、そして不満が生まれるのも無理はない。

そういうとき、

「会社は、自殺でもされたら困るから、腫れ物に触るようにしてるんだ」という陰口がしばしば聞かれることになる。

だが陰口というものは、陰で人には聞こえないようにひそひそ語られるから陰口と呼ばれるのであって、それがしばしば聞かれるというのはどうしたことか、言葉が矛盾しているではないか。という指摘はもっともだが、陰で時間をかけてじわじわと語られ様々な化学反応を経て成熟醗酵し、ついには日の光の中ににじみ出てきて空気中を漂い、言葉の矛盾など覆い隠してしまっているのが今日の日本だとここは断言したい。醗酵の産物は、たとえば次のような形を取っている。管理職の方から受けた相談である。**うつ病という診断書を持った部下が、職場で傍若無人な振る舞いをしている、**どうしたらいいのか、それが相談のポイントだ。


42歳の部下の件でご相談です。5年ほど前にうつ病という診断書が提出されて以降、年に約50日の不定期な休み、遅刻（朝、携帯メールで連絡が来る）が続いています。本人が言うには、はじめてメンタルの不調を感じて医者にかかったのは15年以上前で、そのときは特に病気ではないと言われ、5年前に行った心療内科で、はじめて診断書が出されたとのことです。彼の今のような勤務態度が始まったのはそれからです。診断書が出されて2ヶ月休職した結果は、だいぶよくなったがまだ完治ではない状態というのが医師の見立てでしたが、彼自身は再度の休職を希望はせず、年間約50日の不定期な休みを取りながらでも、出社したいという意向は持っています。しかし彼の勤務ぶりは、職場の側から見れば好ましいものではないことは間違いなく、職場内だけでなく、顧客である発注者側の不信感を招くことも多々あります。そんなときは彼の同僚や上司である私が何とかフォローしておさめているのが常なのですが、本人からは、病気を治したい、周りと同じような勤務形態や仕事ぶりで頑張りたいという気概のようなものは全く感じられません。なので何とか仕事を続けているという今の状況が、このままずっと続くであろうという諦めも私たちにはあります。しかし、厳しい見方をすれば、精神科の診断書という、印籠というか、免罪符というか、通行証というか、無敵のスペードのエースのようなオールマイティのカードを手にしたことで、どんな理由（最近は理由を問うこともせず、年に1回診断書を出せば、風邪でも腹痛でも休めということにしています）でも休める、周りの人間は一切の批判は許されないという状況がわかって、確信犯的に都合よく利用しているのではないかという疑いを抱くこともしばしばあるのが正直な気持ちです。彼も社会人である以上は、最低でももらっている給料に見合うだけの仕事をすべきであるのは当然ですし、また管理者である私には彼にそうさせるだけの責務があると思うのですが、会社の上からの指令としては、うつ病などメンタルの社員には、決して過剰な負担をかけないよう細心の注意を払うこと、となっています。その範囲内で適切な仕事をさせよということなのですが、仕事をしている以上、負担やストレスをゼロにすることは不可能で、一体どの程度までなら負担させていいのか、困り果てているのが現状です。「医師の意見を参考に」とも言われていますが、結局は「医師の意見の通り」とする以外にありません。そしてその肝心の医師からの指示も「負担を少なくするように」という漠然としたものです。会社は訴訟リスクを気にかけているようです。社内には不満から陰口を言っている不届き者もいますが、私をはじめとする会社の周りの人間の多くは、彼のために最善を尽くしたいと考えています。けれどもこのままでは周囲が持たないのも事実です。私たちが彼にしてあげられることは、どのようなことなのでしょうか。

ここでは、にじみ出てきたのは苦悩であって、陰口ではなかった。病気である彼のために何とかしてやりたいが、どうしたらいいかわからないと、上司も同僚も悩んでいる。一部には陰口もあるようだ。困惑や不満からの醗酵の過程では様々な化学反応が、いや思惑反応が発生していることが読み取れる。初期条件においては周囲の人々に決して悪意はない。本人の病気が何であれ、最善を尽くしたいと思っている。しかし何が最善なのかわからない。医師の診断書には、負担を少なくするようにと指示されている。しかし具体的にどうしたらいいのかわからない。具体的に書かれていたとしても、そんなに長期にわたって負担を軽くすることは、職場の常識からいってできない。本人に目を向ければ、どこが病気なのかよくわからない。「本当に病気なの?」というひそひそ声が生まれれば、そこからは連鎖反応が進み、「甘えてるだけじゃないの?」というひそひそ声に変化する。しかし素人判断は危険だ。と当初は冷静に対処していても、長引けば現場に不満が充満し、ひそひそ声は合唱になり、ついには非難の輪唱となる。鉾先は上司に向けられたり、医者に向けられたり、本人に向けられたりする。あるいはそのグループ内の人間関係に亀裂が入る。醗酵とは腐敗の別名であり、腐敗の行き着く先は崩壊である。

外見的に病気に見えないからといって、「甘えてるだけじゃないの?」と決めつけることがあるとすればそれはひどい話であるが、どんな職場でもどんなグループでも、最初からそういうひどい人々の集まりだったわけではない。密封された空間の中での醗酵という反応の結果である。そこに封印されていたのは、**「本当に病気なの?」「甘えてるだけじゃないの?」という疑問だ。**素直な疑問を禁句にすれば不満は深く潜行する。それが苦悩という形でにじみ出たこのケースはまだいいほうで、陰湿な嫌悪感という腐敗ガスに成長することもよくある。よくあるというより、そのほうがむしろ多いかもしれない。充満して圧力が上昇し、ついに封印を破ってガス爆発したのが、「こんなのは病気じゃなくて甘えだ」という、第1章の厚生課長のような決めつけである。

そんなことになるくらいなら、密封などせず風通しをよくして醗酵を防げばいいのに、つまり自由に発言できるようにすればいいのに、と言いたいところだが、密封が解けないようにはるか遠隔からかかっている圧力が存在するのである。

訴訟リスクだ。

「うつ病などメンタルの社員には、決して過剰な負担をかけないよう細心の注意を払うこと」

会社から出されているこの指示の背景には、もちろん社員への真摯な配慮もあるが、訴訟リスクへの配慮が大きいという現実がある。下手に触ると訴訟という大出血をきたすおそれがある。だから会社は腫れ物に触るようになる、というより、できれば触らないようにしたい。うつ病？　メンタル？　本当に病気なら、もちろん会社としても、上司としても、同僚としても、部下としても、最大限の支援をしたい。でももしかして、この人の場合には、ただ甘えているだけではないのか？　そんな素直な疑問でも、口に出すことさえできなくなる、それは訴訟リスク過剰警戒による弊害なのではないか。

はたしてそうなのか。はたして過剰警戒か。現実の裁判がどうなっているのか。「裁かれるうつ病」と題した本章ではそこにスポットを当てる。うつ病訴訟といえば最も有名なのは、2000年に最高裁で判決が出された電通事件である。これは、「過重な労働の結果うつ病にかかり自殺したケースの裁判事例」として知られている。

するとこれは、おそらく過重な労働の結果うつ病にかかり自殺したケースの裁判事例なのであろう。

と誰もが予想するであろうが、公表されている裁判の記録を読むと、そう単純に片付けられないことがわかる。なにしろ最高裁まで行っているのだ。順に見てみよう。まずは一審、東京地裁の判決。これが時代を変える画期的な裁判だった。

電通事件　その1　東京地方裁判所

24歳男性Aは、1990年4月に入社してから間もなく、長時間労働で深夜の帰宅が続いた。それでも当初は意欲的で、上司の評価も良好だった。1991年1月以降、帰宅しない日があるようになり、同年7月には元気がなく顔色も悪い状態となった。さらに、8月に入ると、「自信がない、眠れない」と上司に訴えるようになったほか、異常行動も見られ、そして、入社してわずか1年5ヶ月後の1991年8月27日、自殺に至った。
Aの遺族は電通に損害賠償の訴訟を起こした。訴えのポイントは、
①Aの自殺は、うつ病によるものである。
②うつ病になった原因は、過重な労働である。
③したがって、Aの自殺の責任は会社にある。
というものであった。
裁判所は遺族の訴えを認め、電通に約1億2600万円の賠償金の支払を命じた。
（東京地裁1996年3月28日判決）

悲惨な事例である。しかし裁判の論理としては明快である。「**過労によりうつ病になり自殺した、したがって過労となるような仕事をさせた会社に責任あり**」。このようにすっきりとまとめることができ、現代の感覚からすれば当然と思える。だが、当時はこれが画期的な判決であった。それまでは、このような自殺のケースで会社が責任を問われることはなかったからである。なぜか。

自殺は、法的には、自己責任だからである。

より法的な言葉で言えば、自殺とは、「故意の自損」なのだ。「わざと自分を壊した」のである。であれば、それは本人の自由意思によってなされた行為であり、本人以外に責任を問うことはできない。図にするとこうなる。

ストレス（過労）
↓
自殺

あえて図にするほどのことではないと言われるかもしれないが、この図に何をどう書き加えるかによって、裁判の結果が正反対と言えるほど変わるので、まずはこのシンプルな図をよく見ておいてください。ポイントはその中でも最もシンプルで無表情な部分、つまり「↓」である。この「↓」の中に、法律は、「自分の意思」が隠されているのを見抜く。それを書き加えた図がこれだ。

ストレス（過労）
↓
自分の意思
↓
自殺

月別残業記録

	申告残業時間	午前二時以降退勤
1月	65（深夜12、休日6）	10（徹夜3）
2月	85（深夜20.5、休日8.5）	8（徹夜4）
3月	54（深夜8）	7（徹夜2）
4月	61.5（深夜8）	6（徹夜1）
5月	56（深夜1、休日7）	5（徹夜1）
6月	57.5（深夜3、休日11）	8（徹夜1）
7月	73（深夜4、休日9）	12（徹夜8）
8月	48（深夜4.5、休日3.5）	9（徹夜6）

あえて見抜くというほどのことではないと言われるかもしれないが、法的にはこれが重要なのだ。図をこのように書く限り、自殺は、他の誰でもない、「自分の意思」で発生させた出来事だから、責任は本人にある。**元々の原因はストレスかもしれない。だがストレスに対して人が取る行動は様々だ。**自殺はその中の一つにすぎない。そして自殺を選ぶと最終的に決めたのは自殺した本人だ。自分の意思による自殺。だから自己責任。論理的にはその通りである。だがそれは血の通わない冷たい論理にすぎない。体温のある生きた人間は論理だけで割り切れない。電通事件で自殺した社員A。入社以後、自殺に至るまでのAの仕事量はすさまじいものがあった。裁判所に提出され

た証拠にありありと示されている。前ページの表はAが自殺した１９９１年の月別残業記録である。

誰がどう見ても、ストレスは過大だった。誰がどう見ても、ストレスが自殺の原因だった。誰がどう見ても、あまりに気の毒な出来事だった。誰がどう見ても、今さらながらであっても、本人のために、遺族のために、できることがあればしてあげたい。誰がどう見ても、同じような悲劇が繰り返されるようなことがあってはならない。裁判官もそう思ったに違いない。

だが同情で裁きを曲げるわけにはいかない。そこを何とかと泣きつかれても、ここでいったん法の解釈をわずかでも曲げたら、今はわずかでもズレはどんどん増幅し、その先は必ずどこかとんでもない地点にたどり着くことになる。そこは法が空文化し、社会の秩序が失われた場所である。

裁判官にはそれがはっきり見えている。

人から懇願されても頑として応じないことが、公的な立場の人にはよくある。「決まりですからね」というひとことだけで、懇願をはねのけるのは、役所の窓口の人から裁判官まで、基本的には同じだ。それを人は冷たいとか機械的だとか人間味がないとか非難する。しかし、もしそこで情に流されたら、その瞬間は感謝されても、後でその歪みが必ず大きくなり、ついには大きな亀裂になり、社会を引き裂く。

だから法の論理は曲げられない。何度懇願されても同じだ。自殺は自己責任。

「会社は自殺しろって言ったんですか？　仕事しろって言っただけでしょ？」

そこまでは口にしないだろうが、メッセージとしては同じことだ。自殺することは誰に命じられたわけでもないのだから、それは自由意思による選択だ。

と意地を張るのにもしかし限度がある。日本の裁判には、大岡裁きという伝統がある。江戸中期の江戸町奉行、大岡忠相《ただすけ》の数々の裁きに由来する。決して法の論理は曲げず、公正で、しかし人情味のある裁定。特に有名なのは落語にもなっている「三方一両損《さんぼう》」だ。左官屋が三両入った財布を拾う。入っていた印形から、落とし主は大工だとわかったので届けに行ったが、大工は落とした金はもう自分の物ではないと言って受け取ろうとしない。左官屋は左官屋で、金欲しさに届けたのではないからと言って受け取ろうとしない。訴えを受けた大岡越前守は、自分の懐から一両出し、「正直な両人に、二両ずつを褒美としてつかわす。二人とも三両懐に入るところを二両となったのだから一両の損。奉行も一両出したのだから一両の損。これ呼んで三方一両損なり」で無事解決。理屈と人情を絶妙の比率で融合させ、人々にさすがお奉行様と言わせる裁定。過労による自殺があまりに増えている日本の状況を憂えた心ある裁判官は、何とかして現代の大岡裁きができないものかと知恵を絞った。

かどうかはもちろん想像にすぎないが、結果としては法の論理は寸分も曲げずに、悲惨な自殺者を救済する判決が生み出された。電通事件で、裁判所はさっきの図を次のように書き替えたのである。

ストレス（過労）
↓
うつ病
↓
自殺

前出の図と比べてみれば一目瞭然、図の中央、「ストレス（過労）」と「自殺」の間の**「自分の意思」を「うつ病」に書き替えたことだけが唯一の違いである。**たったこれだけの違いだが、法律的には判決を180度変える力のある違いである。「自殺」の理由を「うつ病」とすることで、「だから、自由意思ではなかった」ということになり、「だから、自己責任ではない」となり、そこから自然に「では、責任は誰にあるのか」という追及が可能になったのである。すると自然と視線は図の上方に移る。**「では、誰がうつ病にしたのか」**という新たな問いが発生する。そして、いかに過酷な仕事を強いられていたかということが、法廷で明らかにされることになった。「ストレス（過労）」から「自殺」に至る因果関係の鎖の中間に、「うつ病」という要素が挿入されることによって、裁判の風景が一変したのである。

おそらく電通事件前にも同じような悲劇は数多くあったのであろう。電通事件の自殺は1991年。ちょうどバブル経済崩壊前後のころである。少なくとも表面的には、高度成長が続いていた時代。それを支えたのは勤勉という言葉の意味をはるかに超えた労働だった。あまりに過重な労働。あまりに大きなストレス。耐え切れず自殺した人々。だが「自殺は自由意思によるものだから、自己責任」という、固い氷山のような法律の掟のため、裁判による救済はあり得なかった。そんな氷山を砕いたのが、電通事件の判決だった。最強のアイスピックが「うつ病」だった。うつ病という因子を導入させることで、**自殺が自己責任ではなくなった。**人のための、人を助けるための学である医学と法学が手を結んだ、現代の大岡裁き。

と手放しで称賛すれば、裏に何かあるのではないかと疑惑が生まれるのが普通だ。その普通は正しい。元祖の大岡裁きが、そんな日和見主義の帳尻合わせの裁定があるかよと一部からは強い批判を受けていることからもわかるように、万人が喜ぶ判決などそもそもあり得ない。三方一両損は、そのときは予期せぬ意外なまとめ方に感動しても、後になって、やっぱり一両の損は大きかった、騙された、と思うのが人間というものである。

電通事件判決への批判。それは江戸時代とは違って、もっと論理的なものであった。さっきの図。「自殺」の上の、「自分の意思」が裏に隠されていた矢印の中に「うつ病」と書き入れたことが画期的であった。「うつ病　→　自殺」という因果関係を導入することで、「自殺」を自己責任という呪縛から解放した。そこまではいい。

だが、その前の段階、**「ストレス（過労）　→　うつ病」の因果関係はどうなのか。**

確かに入社してからのAの仕事量はすごかった。だが、いかに過労だったといっても、同じ状況におかれた人のすべてがうつ病になるわけではない。すると、何パーセントかは本人の素因も関与していたはずだ。うつ病になりやすい素因が。それに、ストレスは仕事からだけとは限らない。人の生活は仕事だけではない。私生活のストレスの関与はどうなのか。ゼロということはないだろう。このように、仕事以外の因子が、いくらかはあると考えるのが自然だ。

というわけでこの裁判、会社側が控訴した。

控訴理由は、仕事以外の因子、すなわち本人の素因なども関係していたはずなので、うつ病を発生させた原因の100パーセントすべてが会社にあるというのはおかしい、その分賠償金を割り引きしろ、というものだった。電通裁判、第二回戦である。

電通事件 その2 東京高等裁判所

一審判決（約1億2600万円の賠償金の支払）を不服とした会社は控訴した。Aがうつ病になったのは、過労のストレスだけではなく、本人の素因と、そして家族の対応のまずさも関与していたというのが会社側の主張だった。裁判所はその主張を認めて賠償額を減額、会社の支払いは約8900万円となった。

（東京高裁1997年9月26日判決）

Aのうつ病の原因は、過労によるストレスだけではなかった。これが高等裁判所の判断である。

ここまでの流れを図にするとこうなる。

【電通事件前】

ストレス（過労）　↓　自分の意思　↓　自殺

つまり、自殺は自己責任。

【電通事件一審（東京地裁）】

ストレス（過労）　↓　うつ病　↓　自殺

つまり、自殺はうつ病がさせたものなので、自己責任ではない。
すると、自殺は、Aをうつ病にさせたストレス（過労）にさかのぼるから、会社責任。

【電通事件二審（東京高裁）】

ストレス（過労）→ うつ病 → 自殺

本人の素因 → うつ病

つまり、うつ病になったのは、本人の素因も関係している。
すると、自殺の責任は、多くは会社にあるが、一部は本人にもある。

かくして高等裁判所の判決は、賠償金の額を3割減額するというものになった。この3割は、彼のうつ病の発症のうち、過労（ストレス）による部分は7割であって、内因（本人の素因）などの関与が3割あるという判断によるものである。医学的にはこのように数字で割り切ることには抵抗があるが、賠償金がかかった裁判では責任の度合いを数字に変換せざるを得ないから、数字そのものについてあれこれ言うのは適当でないだろう。だからそれを別にすれば、何割にせよとにかく**内因の関与を、うつ病の原因として認めた**という点では、この判決は医学的に正しいものであると言える。地裁の大岡裁きで法の論理は曲げられなかったかわりに、危うく医の論理が曲げられるところであったが、さすがは高等裁判所、それを食い止めたのだ。

だが裁判はまだ終わらない。今度は遺族側が判決に不服を唱え、争いは最高裁に持ち込まれた。電通裁判、三回戦である。

電通事件の顚末

結論から言うと、最高裁は高裁に差し戻し、そこで最終的には和解となっている。「和解」というと何となく聞こえがいいが、会社側は結局和解金として1億6800万円を支払っているのだから、判決として賠償を命じられたのと実質的には変わりないと言える。

最高裁が差し戻した主な理由は、A本人の性格は、特別に偏ったものではないから、賠償額を減らす根拠にはならないというものであった。但しそれは本件についてはそのように判断したということであって、うつ病自殺裁判で常に本人の性格などを考慮に入れないという意味ではないという趣旨の内容が判決文には記されていた。事実、この点が、その後の数多

「うつ病」「自殺」にかかわる民事事件

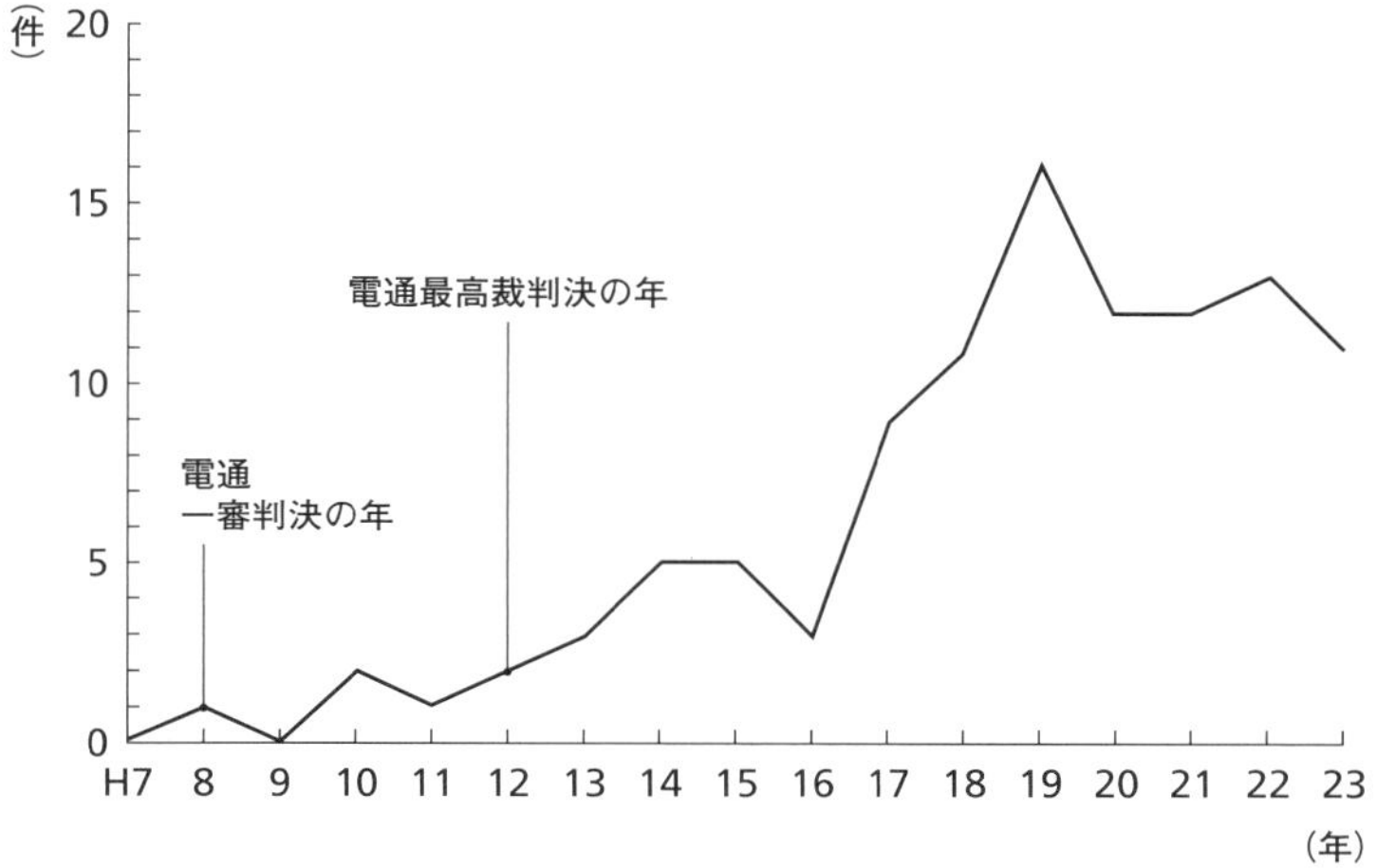

くの裁判のポイントになる。**ストレスと本人の素因の割合**。その人のうつ病の発症には、それぞれが何パーセント関与したのか。日本中の法廷で、それが争われることになった。電通事件はうつ病自殺の記念碑的裁判と言われる通り、これ以後、うつ病自殺の裁判は急増する。判例のデータベースで、「うつ病」「自殺」というキーワードで民事事件を検索した結果が上のグラフである。

そして裁判の進み方は概ね電通事件裁判のバリエーションである。自殺が発生し、訴訟になると、どの裁判も次のようなパターンで進行する。

① 原告すなわち遺族は、その**自殺はうつ病によるものだと主張**する。原告が裁判に勝つための、これは第一条件である。

うつ病であることが裁判所に認められなければ、自殺は自己責任ということになり、そこで話は終わる。逆にうつ病であることが認められれば、自殺は自分の意思でなくうつ病によるということになり、つまり「うつ病　↓　自殺」という因果関係の矢印が自動的に認められ、争いは次の段階に入る。

② 次の段階は、では、そのうつ病の発症に、**過重労働が大きな役割を果たしたか**どうかという争いである。果たしたということになれば、「ストレス（過労）　↓　うつ病」の矢印を裁判所が認めたことになり、会社は安全配慮義務違反ということで、損害賠償が命ぜられる。

③ しかし会社側も反撃する。同じような過重労働でもうつ病にならない人がいるのだから、**うつ病の発症には本人の素因があった**はず。だから素因の分だけ賠償金が割り引かれなければおかしいではないか。電通事件で言えば二審の東京高等裁判所での争いにあたる。

これが定番のパターンであるが、過重労働でうつ病になり自殺した従業員の遺族に向かって、確かに労働はストレスだったと認めるけれど、本人の素因、つまり自分の責任もあるのではないですか、と迫るのはいかにも冷酷な感じがする。法廷での争いとは何と非人間的なことか。と思わず言いたくなるが、逆に人間的なものをとことんまで追求すると、こういう冷酷さが見えてくるというほうが真実なのであろう。公正中立である裁判所は、争う二者のうちの一者だけの肩を持つわけにはいかない。二者のうちの一者が病気なら、さらには自殺しているのなら、その原因の一部は本人にもあるのではないかということの検討は、公平性という観点からはむしろ当然のことなのだ。

何が彼を自殺させたか

特急列車が走るようになり、それに乗るのが習慣になると、通過駅はつい存在さえ忘れられがちだ。

いきなりなたとえで恐縮だが、電通事件で細かく検討された点のいくつかが、以後の裁判では**ほとんど無視される**ようになっている。それはいかにもみるみるうちに通過しているようなので、思わず先にたとえを出してしまった。あらためて図に描いてみよう。

ストレス（過労）　↓　うつ病　↓　自殺

自殺という終着駅から出発して原因を求める旅。過労自殺裁判をそうたとえれば、電通裁判は各駅で降りて周囲を綿密に調査するというものだった。その後の裁判は、電通裁判を参考にして、特急に乗って帰る旅になっている。「自殺駅」を発車してから次に特急が停車す

るのは「ストレス駅」だ。ストレス駅で下車し、あたりを調査する。すなわち、

ストレス　→　うつ病

の因果関係だけが、裁判で争われるのが習慣になっている。

電通事件のころ、すなわち各駅が建設されていたころは、「うつ病駅」のほうが、もっと利用者が多かった。すなわち、

うつ病　→　自殺

の因果関係のほうが、むしろポイントだった。自殺が自分の意思でなくうつ病という病気によると裁判所が認定したことが、電通事件の画期的な点だった。画期的ということはそれまでの常識を覆したわけだから、反論や批判はたくさんあった。たとえば、過重労働によって自殺したといっても、それはうつ病に罹患《りかん》して自殺したとは限らないではないかというものである。うつ病という病気を持ち出さなくても、本人の責任感やそのほか複雑な事情に悩んで自殺というケースが当然にあるはずなのに、それを一律にうつ病としてしまうのはどうなのか、という疑問である。

ごくごく当然の疑問だ。強いストレスがあった。自殺した。だから彼はうつ病だった。こういう手順で病名をつけていいのであれば、**それは結果論診断である。**そして、うつ病による自殺とはもはや自分の意思ではないというのであれば、自殺のほとんどすべては自分の意思ではなく、病気がさせたものということになる。

この矛盾に気づいた裁判所がうやむやにしようとしたわけではないと思うが、電通裁判以後、最近に至るまでのうつ病自殺裁判では、

うつ病　↓　自殺

の因果関係に、自分の意思が関与したとかしないとかの元々は本質的だった話は出てこなくなり、「相当因果関係」という便利な言葉ですまされるようになっている。

「相当因果関係」は、法律の世界の用語で、ここでは厳密な定義はさておくとして、現実的な意味はというと、**「まあ、因果関係ありとしていいんじゃないの」**ということである。科学的に真の因果関係があるかないかということは問わないのだ。「まあ、通過でいいんじゃないの」というわけだ。特急列車としては、各駅にまでいちいち配慮していられない。

こうして「うつ病　↓　自殺」の矢印部分は曖昧というか、無視というか、無視ではないにせよ通過して、裁判では争わないことが暗黙のルールのようになっている。

結果論診断としてのうつ病

さらにもう一つ、うつ病自殺裁判で通過されるようになっている駅、だが医学的には必ず停車しなければならない駅がある。

「うつ病駅」そのものだ。

その駅は本当に「うつ病」という名なのか。

つまり、うつ病という診断そのものが本当に正しいのかという問題である。すでに亡くなってしまった人に、なぜうつ病という診断が下せるのか。医師の診察を受けてもいないのに。

私も、そういううつ病自殺裁判にかかわった経験がある。亡くなったのはある中小企業に勤めていた四十代の男性である。それまで特に病気をしたことはなく、元気で真面目に仕事をしていた。

ところがある時、その会社の上層部の人間が、利権の大きく絡む不正をしていたことが発覚し、警察による手入れがあったのである。

彼自身はこの不正には何の関与もしていなかった。しかし現場の担当責任者であったため、警察との対応を連日のようにさせられることになった。

しかも彼は、会社の上からの強い命令を受けて、警察に対して嘘の説明を続けることを強いられていたのだ。

取り調べによる疲弊と、嘘をついていることの自責感。これらが彼の心身を急速に蝕んでいった。

そして、彼は自殺した。

遺書が残された。遺書といっても、たまたまそこにあったメモ用紙に書きなぐられたもので、乱れた文字と文章から、彼の心の激動がありありと感じられるものであった。そこには会社への恨みの言葉は一切なく、警察に対して嘘の説明を続けたことを詫びる言葉、家族に対して自分の不甲斐なさを詫びる言葉が、何度も繰り返し書かれていた。

私への依頼は弁護士からのもので、**彼が生前うつ病にかかっていたことを証明してほしい**というのが趣旨であった。

難題である。

もはや本人はこの世にいない。

生前に会ったこともない。

残された記録だけをもとに、診断せよというのだ。

普通、そんなことはできないと考えるのが常識だ。

だがそんなふうに四角四面の理屈で断るのはあんまりというものだろう。この手の依頼は、どんな医師にも敬遠されがちだ。私が断ったら、遺族はどうなる。一家の働き手を失い途方に暮れている遺族。しかもその死は、会社の悪事の犠牲としての死だったのだ。私は引き受けた。

そして記録を詳細に検討し、**「彼がうつ病であったことは否定できない」**という文書を提出した。何ヶ月か後、彼の遺族は会社から賠償金を受け取ることができたと弁護士から連絡があった。裁判所は生前の彼をうつ病だったと認めたのだ。

もう何年も前の事件だが、しかし、私にはまだ違和感が残っている。私は結果論診断を下したにすぎなかったのではないか。

いや、あれこれ言わず、よい結果だったと素直に喜ぶべきなのか。べきなのだろう。べきに違いない。私の脳裏には、乱れた遺書の筆跡と文章が鮮明に残っている。

私は決して同情で判断を曲げたわけではない。この件で入手できた情報を総合すれば、「彼がうつ病であったことは否定できない」のは医学的に揺るがぬ事実である。だから私はそう書いて裁判所に提出した。そこから後は裁判所の判断だ。

しかし、うつ病にせよ何にせよ、ある診断が**「否定できない」から「肯定できる」までの間には、かなり大きな飛躍がある。**

うつ病自殺の他の判例を見ても、同じことが発生している。うつ病が「否定できない」のは当然で、しかしだからといって肯定できるとも断言できないが、裁判所は「否定できない」を発展させて、「肯定」している。判例の中にはうつ病と言えるかどうか微妙なケースは実はかなり多い。だが裁判所はそれでもうつ病と認めるのが常である。

自殺したその人は、本当にうつ病だったと言えるのか。これも顧みられない通過駅のようなもので、停車してよく周りを見渡せば、奇妙な色の霧の向こうに不条理な風景が見えてくる。「否定できない」からといって、即「うつ病」と診断していいのであれば、**自殺した人はすべて「うつ病」とする結果論診断が公認されることになる。**自殺者に占めるうつ病の割合は大部分どころか100パーセントになる。

だが最近の判例を見ると、裁判所はもうそんな駅に停まることはしないと心に決めたようである。自殺した本人と遺族の救いようがなくなるからであろう。いや裁判所は中立であって、原告の肩を持つなどということはあるはずがないが、医学的な理屈をあれこれ言って話を複雑にしても時間ばかりかかって不毛な裁判になるだけだ。そういうことは医学に任せておいて、過労のストレスがその人の自殺に影響したかどうか、したとすればどの程度したのか、ということを法廷で明らかにするほうが、よほど生産的だ。

特急列車は、それを利用する多くの人々のためにある。多くの人々の利益のためには、いくつもの駅を通過する必要があるのだ。

スペードのエースの誕生

従業員が自殺したとき、会社に損害賠償の責任があるという判決は、非人間的な過重労働をさせてはいけないという警告になる。それまでだって過重労働がいいとは誰も思っていなかったであろうが、そうはいっても仕事はライバル会社との競争だし、外国企業との国際的な競争だってあるんだし、仕事を甘くしたら競争に負けて、結局は社員のためにならないし、ひいては日本という国の凋落《ちょうらく》にだってつながりかねないし、過重というのはその通りだけど、現実はそう甘くないよ、というような正当化に対して、裁判で会社が負けたという情報が知れ渡れば、警告は絶対とも言える力を持ち、正当化は開き直りや言い訳と名を変えることになる。会社は安全配慮義務に一段と気を配ることになる。最近の裁判では、国が定めた「心理的負荷による精神障害の労災認定基準」にそって、ストレスが過重であったかどうかが判定されるのが定法になっている。この基準は実用的に書かれている。仕事に関する事項を「仕事の失敗、過重な責任の発生等」「仕事の量・質」「役割・地位の変化等」「対人関係」「セクシュアル・ハラスメント」に分類し、それぞれストレスの強さを「弱」「中」「強」に分け、具体例まで記してある。わかりやすい。便利だ。しかしこんなに具体的に書かれると、**国にそこまで口出しされたくない、余計なお世話だと言いたくなる。**そういう人の気持ちは理解できないでもないが、では基準がなくていいかというと、なかったら逆にどこまでなら過重労働にならないかがわからない。無いものねだりと対称の位置に、有るもの批判がある。「心理的負荷による精神障害の労災認定基準」は、ざっと見ても妥当に思える。たとえば、「仕事の失敗、過重な責任の発生等」におけるストレス強度「中」は、「会社で起きた事故、事件について、責任を問われた」「達成困難なノルマが課された」「顧客や取引先からクレームを受けた」などで、まあこういうのは「中」なんだろうと納得できる内容だ。「強」になると、「重大な事故、事件(倒産を招きかねない事態や大幅な業績悪化に繋がる事態、会社の信用を著しく傷つける事態、他人を死亡させ、又は生死に関わるケガを負わせる事態等)

の責任（監督責任等）を問われ、事後対応に多大な労力を要した」などで、確かにこれは「強」だと思わせる。

「仕事の量・質」の「弱」は「勤務形態に変化があった」「休日労働を行った」などで、そんなことは仕事をしている以上よくあることではあるが、だからといって負荷がゼロではないから、「弱」として一応カウントしてもらうのは労働者にとってはありがたい。「中」は、「2週間（12日）以上にわたって連続勤務を行った」「1か月に80時間以上の時間外労働を行った」などだ。

労災と損害賠償は法的には別のものだが、どのくらいの負荷をかけると過重ということになるのかについて、「心理的負荷による精神障害の労災認定基準」は現代における一応の基準にはなっていると言える。現代のうつ病自殺裁判では、自殺前の状況をこの基準と照らし合わせ、過重だったと言えるかどうか、すなわちうつ病を発症させるほどのストレスだったと言えるかが論じられるのが定番になっている。

電通裁判から十年以上が過ぎ、法廷での数々の争いが行なわれた結果、過重労働の職場環境はかなり改善されたと言える。判決が、社会をよい方向に変える力は強大だ。

しかし、安全配慮義務は、「うつ病を発症させない環境を保つ」だけでなく、もう一つ別のレベルのものがある。それは、「うつ病の人の病状を悪化させない環境を保つ」というものである。

周囲が困惑するのはこれだ。

「うつ病の人の病状を悪化させない環境を保つ」って、具体的にどうしたらいいのか？

うつ病の診断書は無敵のカード？

「心理的負荷による精神障害の労災認定基準」は、あくまでも健康な人に対する負荷を想定したものだ。うつ病の人に対して同じ基準を適用するわけにはいかない。とはいっても、他に基準はない。どうしたらいいのか。たとえば「仕事の量・質」なら、「中」の残業80時間が一応の基準と言えるが、それは健康な人に対しての基準だ。うつ病の人だとどうなるのか。半分の40時間か。10時間か。それともゼロ時間か。わからない。お手上げだ。数字になっていない基準もたくさんある。「対人関係」の「弱」には、「上司から、業務指導の範囲内である指導・叱責を受けた」とあるが、するとうつ病の人には業務指導の範囲内であっても指導や叱責をしたらいけないのか。さらに同じく「弱」として、「業務をめぐる方針等において、同僚との考え方の相違が生じた」とあり、さらに但し書きとして「客観的にはトラブルとはいえないものも含む」と明記されている。するとうつ病の人の考えには一切異論を唱えてはいけないのか。

この基準に書かれている「弱」は、負荷には違いないかもしれないが、仕事をしている限り避けられないものばかりである。健康な人がこのレベルの負荷を嫌がっていたら仕事にならない。だがうつ病の人だとどうなるのか。全然わからない。健康な人に対してなら、仕事上普通の負荷であっても、うつ病の人にとっては過重で、病気を悪化させたり再発させたりすることは十分にある。するとやはり会社が訴えられる。訴えられるのは嫌だ。だから、うつ病の診断書が出てくると、会社は慎重になる。萎縮する。腫れ物に触るようになる。診断書が無敵のスペードのエースという表現にも一理も二理もある。それを持っている本人にとっては頼りになるカードだ。だが周囲の人にとってはどうか。こんなことが起きている。

私は30代女性です。40代の同僚Bについてのご相談です。近いうちに、私かBのどちらかが隣の県へ異動しなければならないことになりました。現在、私は日勤のみですが、隣の県へ異動した場合、夜勤をやらねばなりません。私は夫が単身赴任中のため一人で小学生の子供二人を育てている状態なのですが、夫はあと2年帰ってくる見込みはなく、夜勤がある隣の県へ異動した場合、夜間子供だけを家においておくか、そうでなければ退職しなければなりません。そんな状況の中、私に異動してほしい、と上司から言われたのです。Bは？　と上司に聞くと、彼女は異動を望んでいないのだと言うのです。それは私だって同じことです。私が納得できず、なぜBでなく私なのかと理由を尋ねると、上司は、Bは、うつ病で4年前に診断書を出している、というのです。今回話が出ている隣県の異動先は、まさにそのときBが勤務していた職場だから、本人が嫌だと言っている以上はそこに戻して再発されたら困るというのが、Bでなく私を異動させる理由とのことでした。しかし、現在Bは、特に遅刻も早退もせず、お化粧や洋服、お洒落に気を使い、お芝居や映画を観に行ったりしており、とても病気とは思えません。それに、Bがうつ病の診断書を出して休んだとき、実は私も同じその職場に勤務していて、そのころの彼女の様子をよく知っているのです。当時、職場は大変な忙しさでした。そのきっかけはBのミスだったのです。それをフォローするため、職場が一丸となって頑張っていたのですが、当のBは疲労を理由に早々と離脱して仕事に来なくなり、ますます忙しくなり不満が爆発しそうになっていた職場に、Bがうつ病であるという診断書が届けられたという経緯でした。そんなこともあって、現在のBが病気とは私にはとても思えず、それを上司に話しましたが、上司は、彼女は薬を飲み続けているから観劇やお洒落など色々な活動ができているんだ、と言うのです。そう言われて私は黙っていたのですが、おそらく不満そうな顔をしていたのだと思います。「病気かどうか、素人判断をしてはいけない」というようなことを言いつつ上司は、ファイルから一つの資料を出して私に見せました。驚いたことにそこには、Bととてもよく似たケースについて、職場管理者から対応を弁護士に質問した記事が出ていました。「メンタルヘルス不調の部下について」と題されたその記事に出ていた弁護士の回答は、「診断書が出ているのなら、それは病気だから、医師の指示に従う」「病気でなければ、社会的常識を働かせて、適宜対応する。時には厳しい対処も必要」というものでした。私たちが直面している事態が、この回答の「診断書が出ているのなら」にあたるのは、上司から説明されるまでもなくすぐわかりました。すると、診断書が出ている以上、社会的常識は通用しないということなのでしょうか。こんなことを言ってはいけないとわかっていますが、診断書とは印籠とか、無条件の通行証とか、そういうものなのかと言いたくなる気持ちを抑えられません。

公務員ですから、私が育児を理由に退職するより、Bが再発して自殺でもされるほうが上司的には非常に困るわけです。私はこの話があってから、食欲がなくなり、常に悪《お》阻《そ》のような吐き気が続き1週間で体重が3kg落ちてしまいました。さらに、仕事は手につかず、夜もあまり眠れない状況で、Bが楽しく笑っているのを見ると、「なんであの人だけ優遇されるの？」という思いと、「子供はどうしよう……」という思いが頭の中をめぐって、そこから抜け出せない毎日を送っています。Bはとても生き生きしているように見えます。それでも私が譲らなければならないのでしょうか。そもそもBは本当に病気なのでしょうか？　Bは上司との定期面談では自分が「うつ」だと言っているようです。「うつ」は病気ではなく甘えではないのでしょうか？

この悲痛な叫びを、通過駅の住人の声として切り捨てるわけにはいかないであろう。

文中、弁護士の回答は明快だ。病気なら、医師の指示に従うべし。ドクターストップは絶対だ。逆らうことは許されないというのが社会の掟である。うつ病の人に対して許容できるストレスの範囲については、基準がない。だから医師の指示に従うというのが唯一の正しい回答になる。

「Bが再発して自殺でもされるほうが上司的には非常に困るわけです」、おそらくその通りで、公務員でも私企業でもそれは同じである。もし本当に自殺が発生して、裁判になったとする。電通裁判以来の定番通り、職場のストレスが過重だったかどうかが争点になる。裁判だから、どちらが勝訴するかはやってみなければわからない。わからないが、仮に会社が勝訴したとしても、「あの会社は社員がうつ病で自殺して訴えられた。うつ病に配慮がない会社だ」と陰口を叩かれることは目に見えている。企業イメージの低下は避けられない。ならば慎重に。萎縮管理。腫れ物に触るように。それが現実的な対応というものだ。

だが最後にこの人は絞り出すような声で疑問を叫んでいる。


「うつ」は病気ではなく甘えではないのでしょうか？

封印された問い。訴訟リスクによって職場では封印された問い。だが個人のレベルでは、本音が噴出する。

この問いは、うつ病を理解しない自分勝手なものなのか?

それとも逆に、うつ病を理由に特別扱いを要求するBのほうが自分勝手な甘えなのか?

そういう目で見れば、Bの言動は第1章の「甘えの診断基準」のいくつかに当てはまるではないか。

いや「甘えの診断基準」なんて、外見はそれらしいが、とんでもないまがい物だ。そんな物を重視するなんて、いやそもそも検討の材料にすること自体、ばかげている。医師からうつ病という診断書が出ているではないか。弁護士の回答の通り、ドクターストップは絶対だ。問答無用。

というように医師の権威を振りかざすのであれば、それなりの根拠が必要だ。この上司も言っている。**「病気かどうか、素人判断をしてはいけない」**と。正論だ。

ではプロはどのようにして判断しているのか。

Bは素人目には病気でなく甘えに見える。では職場でのうつ病の診断、それはどのようにして下されたのか。プロの精神科医は、甘えに見える外見の裏に、いかなるうつ病のサインを見抜いたのか。まさか主観至上主義で、本人の訴え通りに診断書を発行したわけではあるまい。

「うつ」は病気か甘えか。

それを区別できる根拠をはっきり示さなければ、この人のような問いは社会からとめどなく出てくる。出てこなければ闇の中で醗酵し続け、腐敗ガスが充満してついには爆発する。爆風の後に残るのは不幸な世界だ。もはや人は病者へのいたわりを失うだろう。心の病への理解は偏見に満ちた過去の時代のレベルに戻るだろう。

「うつ」は病気か甘えか。

この問いに答えよう。

次章、本書のタイトルを含んだ章題になる。

第6章

はたして、「うつ」は病気か甘えか

30代男性の会社員。営業でクレームの多い難しい顧客にあたってしまい、対応の際にストレスが多くなっていた。上司に相談したところ、君はもうベテランの営業マンなのだから頑張れと励まされたが、どうしても不安でやっていけないと感じ、部長に直訴をした。それが受け入れられ異例の配置替えによって内勤になり、いったんはほっとしたものの、今度は隣の席の上司に常に監視されているようで毎日つらかった。そんな中でのある多忙な一日の夜、緊張の糸が切れたと感じ、翌日は会社を休んで精神科に駆け込んだ。

あなたが上司ならこの会社員をどう見ますか？
同僚なら？　家族なら？　精神科医なら？

ヒポクラテスバイアス

裁判であれ、医療であれ、人を救うための営みは、公平なものではない。常にバイアスがある。

なぜならそれらが、人を救うための営みだからである。

裁判は、不幸な人を救う。そうでなければ、裁判の存在意義がない。医療は、病める人を救う。そうでなければ、医療の存在意義がない。だから人を救うという目的達成のためなら、少々スジを曲げても、構わない。むしろ、四角四面にルールを守ったり、科学的な厳密さを優先したりすることで、「人を救う」という本来の目的から外れるようなことがあってはならないのだ。

だから、常にバイアス（偏り）がある。裁判は公平。公正中立。が看板であるが、その看板を下ろさない範囲においてなら、バイアスがあっても構わない。構わないというより望ましい。いや望ましいと公言はしない。だが本当は望ましいと思っている。だから大岡裁きが求められる。

これを**大岡バイアス**と呼ぼう。

医療は裁判に比べて、公平とか公正中立といった色は薄い。そもそもが目の前の患者のために行なう営みだから。これは堂々と公言できる。だから医療のバイアスは裁判より大きい。

ヒポクラテスの誓い

1	患者の利益を第一とし、 患者に危害を加えたり不正を働かない。
2	致死薬を投与したり、助言もしない。
3	婦人に対し堕胎に加担しない。
4	結石患者の手術は専門の業とする人に任せる。
5	男と女、自由人と奴隷の区別なく診療し 患者に対して肉体的情欲を満たすようなことはしない。
6	患者の秘密を守る。
7	師に対しては両親と同様に、子弟とは兄弟同様に接する。

医療は医学に支えられており、医学は科学である。が看板であるが、医療は科学的な正確さよりも、患者の利益を優先する。

これが**ヒポクラテスバイアス**である。

由来は『ヒポクラテスの誓い』だ。

原文にはさらに上の表の続きが次のように書かれている。

> もし私が真にこの宣誓を完全に履行して、それに背反しなかったならば、同胞から永遠に尊敬されて、私の生と術を楽しみ得るように、が、もしこの宣誓に背き、それを冒したならば、その反対であるように御願いします。

もし背いたら「その反対であるように

御願い」とは、おそろしい誓いである。するともし背いたら一体どうなるのだろうと考えずにはいられない。

「同胞から永遠に尊敬されて、私の生と術を楽しみ得る」の反対とは何か。「尊敬され、楽しむ」の反対。それは**「軽蔑され、苦しむ」**だ。「毎日毎日、嫌で嫌でしょうがないという思いをしながら医療という苦行に明け暮れ、そんな生活をすべての人から軽蔑される」ということか。しかもそれを「御願いします」と自ら望んでいるのだ。何という覚悟であろうか。だがそれでこそ誓いだ。われわれも見習わなければならない。『ヒポクラテスの誓い』をもう一度よく読んでみる。（2）堕胎に加担しない、つまり人工妊娠中絶はすべて禁止だ。（4）結石患者の手術はしない、つまり胆石や尿路結石の手術を医師がしてはならない。現代医療を見たヒポクラテスは憤慨し、現代の医師に対して「反対であるように」、つまりすべての人から軽蔑され苦しむ毎日を送るがいいと呪うなどということはないか。誓いといっても、時代の流れには勝てない。

そうはいっても、（1）の「患者の利益を第一」は、時代も文化も超えて通用する。『ヒポクラテスの誓い』の中で最もよく知られているのもこれ、「すべては患者のため」である。知られているというより、医師にとって絶対的な指針といってもいい。**迷ったときにはヒポクラテス。**これに従っていれば、自分のしていることは正しいと自分を納得させることができる。安心できる。自信を持てる。

そのどこが悪い。一体どこがバイアスなのか。

実例を見てみよう。精神科のクリニックを初診したある患者のカルテ記録である。彼はそれまで他のクリニックにかかっていた。診断書をもらって仕事を休んでいた。そして診断書に記された休養期間が終わりにさしかかったころ、新たに別のクリニックを受診したのである。

36歳男性。表情、服装はごく普通。話し方はよどみがなく、むしろやや軽い感じ。

二年前からうつ病で他の病院にかかっている。今回の受診は四つ目のクリニックになる。

最初のクリニックは、なかなかよくならなかったのでかえた。

二つ目は、先生と相性が悪かった。

三つ目は何ヶ月か前に行かなくなった。具合がよくなったので自己中断した。

最近うつが再発したようなので、また治療を受けたいと思った。もちろん前の医者にかかってもよかったのだが、このクリニックは評判がいいので、よりよい治療をしてもらえると思って受診した。

症状は不眠、食欲がない、うつの気分。

うつの気分は具体的に言えない。億劫というか、何というか。うまく言葉では言い表せない。

前に薬でよくなったので、今回も薬が欲しい。

再発したのは職場のストレスだと思う。上司が無理なことを要求する。うつ病だったことを知っているはずなのに、理解がない。自分としては会社には行きたいのだが、足が向かない。

医師から職場の状況を質問しても、あまり言いたくないという。上司がストレスであることは確かだという。

それでもできる範囲で対処法を相談しようと提案したが、そんなことより今は休むしかないと思うので、診断書を出してほしいという。

終始、軽い調子で語る。病気が十分によくならず、仕事を休み続けなければならないという深刻味に欠ける。

このケース、どうも怪しい。

一つ、診断書が必要になった時期に合わせるかのように受診している。

一つ、原因と称することについて、具体性のある答えが返ってこない。

一つ、転院の回数が多い。

一つ、転院の理由が不明確。

一つ、症状を説明して適切な治療を求めようという意図が感じられず、逆に治療内容の具体的要求に飛躍している。すなわち、薬。そして休養。そのための診断書。

一つ、全体に軽い感じで深刻さがない。

などなど。薬を処方してもらい、診断書を出してもらって休みたい。これが受診理由であり、とにかくこの目的を満たしてほしいという雰囲気満載である。

第4章、「詐病警報」の項目が嫌でも思い浮かぶ。「職場での特定の出来事に直接関連した症状。たとえば上司からの叱責直後の症状発生。」「治療方針に従わない。または診断書だけ要求して治療は受けない。」「これまで医師の方針に従わなかったという経歴がある。ところが、休職延長の必要があるときや、障害年金の診断書が必要になるときは、必ず受診する。」「詳しい診断や検査を受けようとしない。」などなど、ぴったり当てはまるものがいくつもある。警報が鳴り響くだけでなく、警告灯が急速に回転し始め、毒々しい光が四方に散乱され、めまいがするような明暗が壁にフラッシュする。

けれども、警報はあくまでも警報にすぎない。

それに、**警報器には誤作動がつきものだ。**

さっき挙げたどの項目についても、全く逆の解釈だって可能である。

一つ、診断書が必要になった時期に合わせるかのように受診している。その理由は、具合が悪くてどうしても病院に来られず、せっぱつまって診断書が必要な時期になって這うようにして受診したのかもしれない。

一つ、原因と称することについて、具体性のある答えが返ってこない。その理由は、あまりに大きなトラウマだったため、口に出すことすら、つらくてできないのかもしれない。

一つ、転院の回数が多い。その理由は、たまたまよくない医師にばかりあたってしまったのかもしれない。

一つ、転院の理由が不明確。その理由は、転院の理由を説明すれば、これまでの医師の悪口になってしまうので、あえてはっきり言うことを避けているのかもしれない。

一つ、症状を説明して適切な治療を求めようという意図が感じられず、逆に治療内容の具体的要求に飛躍している。症状を説明しないのは、しないのではなくできないのかもしれない。話すことさえつらくて、口に出すことがとても重荷になるからできないのかもしれない。治療内容を具体的に要求するのは、「医師には自分の希望をはっきり言ったほうがいい」というアドバイスをどこかで聞いたからかもしれない。

一つ、全体に軽い感じで深刻さがない。その理由は、背後にとてもつらい気持ちを秘めているからなのかもしれない。

このように考えることも十分に可能だ。そうすれば診断はうつ病に傾く。休養し、抗うつ薬を飲む必要があると判断できる。**「判断できる」ではない。「判断する」だ。**うつ病と診断し、休養と治療が必要と判断する。やかましい警報器の電源はオフ。

これが、ヒポクラテスバイアスである。

バイアス抜きにして考えれば、このケースは、うつ病か、うつ病でないか、わからない。わからないでは困る、どちらかを選べと言われれば、うつ病でない可能性のほうが高い。詐病警報は、絶対の基準にはなり得ないが、これだけ警報項目が満たされれば、詐病の疑いは重油のように濃厚である。だが疑いはどこまでいっても疑いにすぎない。詐病の「疑い」があるからといって、詐病という診断に「確定」し、しかし実はうつ病だったら、患者の受けるダメージは甚大どころではない。**迷ったときにはヒポクラテス。**だから医師は「うつ病。要休養」の診断書を発行する。正直に言えば診断は灰色なのだが、**「灰色うつ病」とは書けない**し、「うつ病かどうか本当はまだよくわからないがとりあえずうつ病としておく」と書いたらそれでもプロかと言われるし、診断確定のためには本当は慎重に経過を見る必要があるという誠実な気持ちから「うつ病かどうかわかるのは概ね5年後」と書いたら早く別の医者に診《み》てもらえと言われるに違いない。だから診断書はきっぱりと「うつ病」である。

そんな灰色の診断書も、診察室を出ると、スペードのエースになる。灰色のスペードというものはないから、オールマイティの漆黒だ。誰も逆らえない。

かくして、彼の職場の人々は、「ほんとにうつ病なの?」「本人がうつだって言えば、医者はうつ病って診断するんじゃないの？」「医者は詐病を見抜けるのかな？」と陰で疑問を述べることになる。

外野がどんなにうるさく言おうが、医師は患者の味方でなければならない。陰口を気にするなんてプロにあるまじき態度だ。うつ病の疑いがあれば、うつ病と診断しなければならない。詐病の疑いがあっても、詐病とは診断しない。明らかなバイアス。

バイアスと言ったが、それが悪いとは言っていない。バイアスの元々の意味は単に「斜め」ということだ。真っ直ぐではないということだ。公正中立な判断ではないことをバイアスと言っているにすぎない。人を救うための営みに、公正中立は似合わない。

そして医師にはもう一つ宿命的なバイアスがある。

ハンマーバイアス

ハンマーバイアス。全く聞き慣れない言葉だ。どういうことか。たとえばこういうことだ。ある外来受診患者について医学部卒後一年目の研修医が十五年目の指導医に報告している。患者は、職場異動による生活時間の変化が原因で不眠になり、それが原因でいくつか不調が出ていると説明している。だから不眠を治す薬を希望している。研修医は真摯に患者の話を聞き、誠実に対応した。それを指導医はどう評価したか。

三十七歳男性、会社員。三ヶ月前の異動後から、朝3時半ごろに目が覚めてしまうようになり、それから出勤までの時間、頭の重さや胸のもやもやが気になるようになった。その他に特に症状はないが、睡眠不足で昼間だるかったり集中できなかったりしている。眠れる薬が欲しくて受診。

研修医：早朝覚醒タイプの不眠で、その結果、昼間の活動に支障が出ていますので、長時間作用型の睡眠薬を処方しました。
指導医：この方は元々不眠がちだったの？
研修医：いいえ、いつもぐっすり眠っておられたのですが、三ヶ月前の異動をきっかけに不眠が出現しました。
指導医：なぜ異動が不眠のきっかけに？
研修医：異動によって通勤時間が長くなり、それまでより一時間も早く起きなければならなくなったのです。それで、寝過ごしてはいけないという気持ちから、必要以上に早く目が覚めるはめになったそうです。
指導医：「なったそうです」というのは、ご本人がそうおっしゃったの？

研修医：はい。
指導医：昼間だるかったり集中できなかったりするのはどうして？
研修医：睡眠不足が原因です。
指導医：そう言える根拠は？
研修医：ご本人がそうおっしゃっています。
指導医：本人はそう解釈するかもしれないけど、だるさや集中困難について、具体的によく聴いたの？
研修医：……いえ……。睡眠不足ならだるかったりするのはあたり前ですから。
指導医：睡眠不足によるだるさや集中困難は、たとえばうつ病のときの症状のだるさや集中困難とは違った性質があるのでは？
研修医：…………。
指導医：朝早く起きる必要があることがきっかけで、早朝覚醒がこんなに長く続く？
研修医：……続くこともあると思いますが……。
指導医：異動は定期の異動だったんですか？
研修医：あ、そうそう、この方だけ急に異動になったみたいです。そのことへの不満も関係していたのではないでしょうか。
指導医：急な異動の理由は？

研修医：………。
指導医：何か職場で問題を起こして、それで異動させられたということはないの？
研修医：………。
指導医：「異動をきっかけにこれこれの不調が出てきた」というふうに、「○○をきっかけに」と本人が言うとき、実はそれ以前から何か精神的な問題があって、その結果として異動させられて、本人は異動がきっかけだと言うけれど、異動はその前にすでにあった問題の結果というのが真相というのが精神科の臨床ではよくあるけど、そういうことは検討した？
研修医：………。
指導医：朝の頭重や胸の症状はどうなの？
研修医：それは不眠のためかと……。でももしかするとこれもうつ病か何かの症状でしょうか。
指導医：それは当然考える必要があるし、朝の胸痛というと、異型狭心症の可能性は考えた？
研修医：………。
指導医：それから、もしうつ病だった場合、ご本人は本当に苦しんでいる症状のことは言わなかったり軽く言ったりして、自分は不眠だけが理由で受診したと説明することもよくあるけど、この方はそういう可能性は？

研修医：………。
（以下、延々と続く）

患者本人は、異動による生活時間の変化が原因で不眠になり、さらにはその不眠が原因で色々な症状が出たと説明している。だから不眠を治す薬を希望している。診察した研修医は本人の話を尊重し、希望通りに薬を処方した。だが指導医から見ると、**これは「本人の話の尊重」ではなく、「本人の話の鵜呑み」だ。**多くの場合、患者本人はこのケースのように心理的な原因ですべてを解釈するが、実はその背後に別の病気が隠れていることはよくある。だからプロは、わずかな所見にも目を光らせ、鋭く診断する。病気を見落とさない。それでこそ指導医。それでこそ名医。それこそ研修医が、さらにはすべての医師が目指す地点。異論はどこにもない。

だが異論がどこにもない正しさは、えてして暴走しがちだ。

このケースにしても、実は研修医の単純な解釈が正しいということだって十分にあり得る。しかしそれはいかにも素人っぽい。名医っぽくない。向上心ある医者は名医を目指す。目指して疾走する。全力で走る。名医を目指しての暴走。それがハンマーバイアスである。

ハンマーバイアスという表現は、英語のことわざ、

If you’re holding a hammer, everything looks like a nail.

に由来する。直訳すれば、**「ハンマーを手にしていれば、物は何でも釘に見える」**だ。何でも釘に見えるのだ。ネジでも針でも釘に見える。釘に見えたら叩く。なぜならハンマーを手にしているから。机を叩く。壁を叩く。ハンマーは叩く物だから。壁に掛けてある絵も叩く。ガラス窓も叩く。ハンマーを手にしているから。机の上のパソコンも叩く。そこにたまたまいた人の頭も叩く。ハンマーだから。いつもハンマーとしての力を使いたくなる。出る杭なら何でも叩きたくなる。出ていない物も叩きたくなる。なぜなら叩く物であるハンマーを手にしているから。ハンマーを手にしている奴とは、実にとんでもない奴だ。近寄らないほうがいい。

というように、自分の能力を、あらゆる局面で発揮したいと思うこと。そしてついには、発揮すべきでない場面にまでも出しゃばりたくなること。一種の専門馬鹿を諭したことわざである。医者に限らない。おそらくすべての分野にある。ヘアデザイナーなら、人のヘアスタイルの問題点に目がいくだろう。道を歩いていたら声をかけられる。何かと思えば、自分はヘアデザイナーだと言う。それがどうした、ヘアデザイナーが急に何の用かと思えば、あなたのヘアスタイルはここを直したほうがずっと魅力的になると言う。余計なお世話だ。家で夕飯を食べていたら人が訪ねてくる。誰かと思えば自分は料理人だという。それがどうした、料理人が急に何の用かと思えば、その夕飯の料理はここを直したほうがずっと美味しくなると言う。余計なお世話だ。どちらもありがちな例だ。どちらもハンマーバイアスである。

お前がプロだというのはよくわかった。わかったから、ほっといてくれ。私たちの平穏な生活を乱す、迷惑なハンマーバイアス。

ところでなぜここで英語が出てくるのかというと、実はこれはアメリカからの輸入品だからなのである。

それは過日アリゾナで開かれた、「米国精神医学と法」学会(American Academy of Psychiatry and the Law)だった。私が出席したセッションの一つに、障害認定をめぐるテーマのものがあった。日本の医療で障害認定といったら、障害年金や障害者手帳の診断書が思い浮かぶ。だがアメリカの障害認定とは、もっと広く、病気による休職や業務軽減の認定を含んだ言葉である。そういう診断書を発行するとき、いかに正確に、いかに公平に書くかというのがこの学会セッションのテーマだった。

正確に判定することはいつでもどこでも誰にとっても難儀だ。少しくらいなら不正確でもいいと考えたい。そして次は、もう少しくらいならいいと考えたい。次には、さらにもう少しくらいならいいと考えたい。以下同文で、人はどんどん不正確に流れていく。歯止めはペナルティしかない。アメリカでは、不正確な障害認定をした場合に訴訟というペナルティを科される率が日本よりずっと高い。そういう世界で、ただただ患者の利益のためならいいではないかどこが悪いという方向に暴走することを諭したのがヒポクラテスバイアス(学会ではadvocacy biasという名で紹介されていた)であり、専門知識をフル回転させてわずかな所見の中に病気のサインを見出すことのどこが悪いという専門馬鹿に陥ることを警告したのが、ハンマーバイアスである。患者の利益のためなら正しいと医師は考えがちだ。しかしそれでは公正中立な判断ができない。病気を見落とさないことこそ正しいと医師は考えがちだ。しかしそれでは科学的に正確な判断ができない。**ヒポクラテスバイアスは人を助ける仕事につきまとうバイアス。ハンマーバイアスは技術者につきまとうバイアス**と言えるだろう。医師は技術によって人を助ける職業だから、一生両方のバイアスの呪縛から逃れることができない。

先のケース、客観的事実を重視する立場から言えば、診断名は「うつ病」ではなく「灰色うつ病」だ。しかし「灰色」という言葉はちょっとあれなので、「うつ病の疑い」とすることが推奨される。事実、多くの医師は、心の中では「これは、うつ病ではなさそうだ。だが絶対に違うとは言い切れないから、うつ病の疑いとして経過を見よう」と思っているのだが、公式発表的には「疑い」も「確定診断」として提出される。「疑い」の段階で治療を始めることは保険医療では認められていないという事情もあって、カルテの病名には「疑い」を外して「うつ病」と書く。診断書にも「うつ病」と書く。ヒポクラテスバイアスによるポイント加算もある。ハンマーバイアスによる援護射撃もある。うつ病の診断が増える。医学界で「過剰診断」と呼ばれる現象である。

うつ病に限らない。精神科の病気は、検査で診断確定することができない。そういう「間抜け（間は「あいだ」と読むということをお忘れなく）」精神科診断学では、逆に「病気でない」と診断を否定することもできないから、バイアスによる過剰診断を食い止めることができない。**過剰診断は精神科全般に深く静かに蔓延している。**誤りは、あるレベルを超えて蔓延すると、大手を振って歩き出す。皆が誤ってるんだからまあいいかと容認されるようになり、それがまた誤りの蔓延の歯止めを外し、さらに多くの人が誤り、ついには誤りが正しいことになる。水位が上がった状態が続けば、もはやその水位が普通になるように、そこまでいけばもう過剰診断ではない。昔の水位はただの昔話になる。昔は過剰診断と言われていたことも忘れ去られ、過剰が標準になる。誤りだと指摘する正しい声をあげる人のほうが少数派になる。

だがごくたまにこの事態が表面化することがある。診断が、医学以外の分野と衝突したときだ。そんなことは滅多にないのだが、例外がある。

たとえば、ひきこもりの調査結果である。

ひきこもりは病気か社会風潮か

ひきこもり。Hikikomoriとして海外の学術誌にもしばしば紹介されている、現代日本社会の大問題。対策を立てるための基礎資料として、原因の究明が必要だ。そこで厚労省が調査を行なった。結果は「ひきこもりのほぼ全員に精神障害」だった。ところが内閣府が行なった調査では、「職場問題」「病気」「就職活動失敗」が三大要因だった（2010.12.5 09:06 読売オンライン）。

調査結果の数字というのはしばしば発表者によって大きく異なるものだ。よくあるのが抗議集会デモの参加者の数。主催者発表の人数が警察発表の人数よりはるかに大きいのが常だ。主催者はそのデモがいかに多くの人の支持を得たかということをアピールするために発表するから、発表人数が多くなるのは当然だ。主催者バイアスである。

ひきこもり調査はどうか。精神障害がほとんどすべてとする厚労省調査。社会風潮が主だとする内閣府調査。両方が正しいということはあり得ない。何らかのバイアスがそれぞれにかかっているに違いない。調査したのは、それぞれの専門家である。技術者である。だからそれぞれにハンマーバイアスがある。厚労省のほうは、わずかでも病気のサインがあればそれを鋭くとらえるというバイアス。内閣府のほうは、わずかでも社会問題のサインがあればそれをとらえるというバイアス。さらに、それぞれにヒポクラテスバイアスもあるだろう。厚労省のほうは、医療技術でひきこもりの人を救済したいと願うヒポクラテスバイアス。内閣府のほうは、社会問題を解決するノウハウでひきこもりの人を救済したいと願うヒポクラテスバイアス。どちらも、人を救おうという真摯な透き通った気持ちが源泉にあるものの、救う技術を開発し、手にし、それを仕事としている以上、その技術を使う場が欲しいという欲望が混じり、「救いたい」と「仕事が欲しい」がいつしか区別不能になり、透明だった水は濁ってくる。ひきこもりの集団が市場に見えてくる。市場の獲得争いは、省庁では縄張り争いになる。

とまでは言わないが、とにかくバイアスである。相反するバイアスがあれば、そこに争いが生まれる。

厚労省の調査データに基づいて、「ひきこもりの評価・支援に関するガイドライン」を作成した齋藤万比古《かずひこ》先生は言う。「従来は社会風潮を原因とする解釈が主流だったが、効果的な支援策が打ち出されてきたとは言い難い。新しいガイドラインは、現実に苦しんでいる人々を支援する指針となることを目指した」

内閣府の調査を担当した高塚雄介先生は言う。「精神障害も一部にあるが、われわれは、スムーズな人間関係を実践できない人を『欠陥品』として放逐するような社会風潮の拡大がひきこもりの主な原因と分析した」

「ひきこもり」は病気か社会風潮か。どちらも譲らない。我こそはひきこもり問題解決の救世主なりという勢い。泥沼の様相だ。

だがこの争いは、未然に回避する方法があった。

「ひきこもり病」というネーミングをしておけばよかったのだ。

そうしておけば、厚労省と内閣府との縄張り争いは起こらなかった。ひきこもり病なら、病気だ。病気宣言。これは強力だ。ひとたび病気と認められれば誰も逆らえない。厚労省の勝ち。

「ひきこもり」は病気か社会風潮か。

などという問いは許されない。病気宣言は官軍宣言だ。戦う前から勝ちと決まっている。

同じように、

「うつ」は病気か甘えか。

という問いも許されない。と人は自然に考えがちだが、自然な考えであればあるほど、なぜそれが自然と感じられるのかと人は思いをめぐらす必要がある。言うまでもない。思いをめぐらすまでもない。一瞬考えればわかる。許されないのは官軍への反逆だからだ。病気宣言は官軍宣言。うつ病は病気であるという宣言。そしてうつ病に関する限り、その宣言は正しい。正しかった。**元々は正しかった。**

うつ病は病気である。甘えではない。それは確かだ。しかし、**うつ病に似た状態は、甘えということも十分にあり得る。**朝起きられない。やる気が出ない。人の言葉にイライラする。何だか楽しいと思えない。どれも、うつ病の症状として出ることがある。だがうつ病の症状でなくたって、そういうことはある。ただの甘えということも十分にあり得る。逆もある。甘えに見えてもうつ病ということが十分にあり得る。だから一度先入観を排除して、うつ病か甘えかと問うことは正当だ。第5章の最後のケース。甘えにしか見えない同僚。「そもそもBは本当に病気なのでしょうか？」という問い。だがすでに診断書が出ている。**うつ病か甘えか、その決定権は医師にあるのだ。**

このときしかし、医師の判断は「甘え」には決して傾かない。せっかく受診してきた人に対し甘えだとは言えない。医師は常に患者の側に立つ。ヒポクラテスバイアスだ。丁寧に診察すれば、何らかの病気のサインは見つかる。そこに鋭く目をつける。ハンマーバイアスだ。医師の判断は限りなく病気寄りになる。それは患者を顧客としかみなさないニセ医者とは別の事情である。ニセ医者には、病気でないものを病気であると診断する理由があるのと同様、真の医者には、病気かもしれないものを病気であると診断する理由があるのだ。すると、人が素直に見たら、つまり社会的には、甘えとしか言いようのない人を、医者は病気と診断しがちになる。過剰診断の蔓延。そんな実例を見てみよう。

結果論診断禁止

30代男性。会社員。入社7年目。ここ数年は営業を担当し、営業が自分に向いた仕事であると感じ、充実した日々を送っていた。ところが今回、クレームの多い難しい顧客にあたってしまい、対応する際にストレスが多くなっていた。上司に相談したところ、君はもう営業マンとしてはベテランなのだから、これまでの経験を生かして頑張れと励まされた。しかしその顧客のことを考えるたびに嫌な記憶がよみがえるようになり、営業に出るとまた今日も新しいクレームをつけられるのではないかという不安感に苛まれるようになったため、部長に配置替えの直訴をした。それが受け入れられ内勤になり、いったんはほっとしたものの、そもそも内勤には慣れていない上、隣の席に上司がいるのもストレスで、仕事ができない自分が常に監視されているような気がしてやりにくかった。そんなある日、電車の遅れがあって遅刻したため仕事が夜にずれこんで疲れ、それまで耐えてきた緊張の糸が切れたと感じた。翌朝、早々に会社には調子が悪いので休むと連絡し、自ら精神科を受診した。


という経緯で、今この人は精神科医の前に座っている。

さてどう考えるか。

彼が悩んでいることは確かである。ゆえに病気である。という単純な主観至上主義の結果論診断は、ニセ医者のすることである。

では、いきなり逆からいってみよう。

これは病気ではない、甘えだ。という業務至上主義の先入観から入ってみる。

難しい顧客にあたった?

そんなことは同情すべき事情ではない。

難しいってどれほどのものなのか、それはともかくとしても、入社して何年もたった社員だったら、難しい顧客対応は誰もが突破しなければならない壁だ。営業が得意って、新人時代に割り当てられたような易しい顧客ばかりが相手だったら、誰だって得意だ。

慣れない内勤?

そんなことは同情すべき事情ではない。

慣れないといったって、初めてではないだろう、それはともかくとしても、サラリーマンである以上、慣れない部署に異動することは当然にあることで、誰もが突破しなければならない壁だ。慣れた仕事だけを続けたいなんてそんな甘いことは許されない。それに、大体部長に直訴して特例的に異動させてもらったというのに、さらにまた不満を言うとはどういうつもりなのか。

上司に監視されている?

上司が部下の仕事を監督するのはあたり前だ。

電車が遅れた?

遅れたのはみんな同じだ。お前の仕事だけが夜にずれこんだわけじゃない。自分だけがつらいかのように言って、それでも職業人か。

という昭和の体育会的な業務至上主義の診断もまた、あり得ない。これらもまた、別の意味でニセ医者級の判断である。

本来の医者に求められるのは、次のような考え方である。

業務上の事情はどうあれ、とにかく本人にとって大きなストレスだった、だからこそ、症状が出ている。医学的な観点から見て病気といえるかどうかは本質的な問題ではない。たとえ病気でないとしても、だからといって突き放すわけにはいかない。**本人は悩んでいる。症状が出ている。**であれば、彼の苦痛を和らげる方法を考え、提案しなければならない。たとえば休養。たとえば仕事ストレスの軽減。たとえば薬。

本人はほっとする。受診してよかったと満足する。医者も満足する。ヒポクラテスの誓いは維持された。

と思うかもしれないが、それが違うのである。

ヒポクラテスの誓いの対象。それは病気の人である。あの誓いは病気の人限定で有効なのだ。「病気といえるかどうかは本質的な問題ではない」とは何となく美しい姿勢のように感じられてしまうが、病気でなければヒポクラテスの誓いの適用外である。誓いを有効にするためには、来た人をみな病気と診断しなければならないが、それはまさに本末転倒の結果論診断である。「迷ったときはヒポクラテス」という万能と思っていた行動原理が通じない。

でも病気ならいいわけだ。

このケース、はたして病気と診断できるかどうか、気を取り直して考えてみよう。ストレスにへこんだ。まいった。ダウンした。それはストレスへの反応の一つである。人はストレスに対して、様々な反応をする。

たとえばこんな人がいる。

イライラを爆発させる。大声でわめいて、机の上にある物をすべて叩き落とす。引き出しを全部あけて、書類をあたり構わず放り出す。椅子を蹴り倒す。ついでに歌の一つも歌ってみる。ひとしきり暴れて穏やかになる。あっけに取られた同僚が、おそるおそる尋ねると彼はこう答える。

「ストレスがたまってたんだ」

同僚はそれを聞いて納得する。

「そうか、ストレスか。大変だったな。ストレスはためないほうがいいよな。解消できたのか。そうか。よかったな。これからはすっきりした気持ちで仕事できるよな。部屋は滅茶苦茶になったけど、書類はどれがどれだかわからなくなったけど、椅子は壊れたけど、お前のストレスが解消されてよかった」

いや、よくない。

お前のストレスが解消されたのがよかったのは、お前という個人にとってだけだ。同僚はどうなる。書類はどうなる。椅子はどうなる。仕事はどうなる。ストレスは確かに現代社会を代表する悪玉だが、だからといってストレスを敵に回した行為ならどんなことでも許されるというわけにはいかない。図に乗るにもほどがある。風潮に流されるにもほどがある。

ストレスに対する反応の他の例。昼間から大量にアルコールを飲み、暴れ、ついには酔いつぶれる。ストレスがたまっていたがこれで解消されたという本人の説明。「よかった」という周囲の納得。

あり得ない。

ストレスに対する反応。たとえば、違法薬物に手を出す。警察に捕まる。取調べで彼はストレスがたまってたんですと言う。刑事はそれを聞いて納得する。ストレスなら仕方ないと放免する。

あり得ない。

人が生きている限り、ストレスはつきものである。

暴れたり、酔いつぶれたり、ドラッグに手を出したり。ストレスに対する反応という意味では、外勤で難しい顧客にあたってメンタルが不調になった会社員も同じである。そんな彼を病気というのなら、どれもこれも病気だ。現に病名をつけることは可能だ。急性ストレス反応とか、アルコール乱用とか、薬物乱用とか。どれも正式な病名として精神医学の教科書に出ている。だからといって、**「よかったな。お前のストレスが解消されてよかった」**と周囲が納得することはあり得ない。

同じ状況下で、皆が皆、多かれ少なかれ心身の調子を崩したり、行動がおかしくなったりといった反応になるなら別だ。たとえば連日の過重労働。たとえば突然の大きな不幸。たとえば未曽有の大災害。強すぎるストレスにさらされれば、誰もがダウンする。しかしそうでなければ、つまり同じストレスでもダウンしない人が大多数であれば、ダウンした彼はストレスに弱かったというしかない。**彼はストレスに弱いのだ。それは病気か？** ストレスに弱いこと自体を病気とみなす？ もしそうだとすると、「単なる心の弱さ」と「病気」はどこが違うのか？ 「病気といえるかどうかは本質的な問題ではない」か？ だが診断書には病名が書かれるのだ。うつ病と書かれるのだ。こういうケースまでうつ病と診断してしまうならば、「うつ病は単なる心の弱さではありません」という説明は虚しく響く。

　警告がある。

「仕事のストレスによりダウンして戦線離脱した人が、自分は仕事のせいでうつ病になったと主張することはよくある」

　誰からの警告か？ 専門家からの警告だ。これも学会の障害認定のセッションで強調されていたことの一つである。「うつ病」は「仕事のストレスによるダウン」とは違う。そんなものまで病気と診断してはいけない。単純明快なメッセージだ。

　つまりはこの二つは区別しなければならないのだ。

ストレス
↓
うつ病
↓
仕事から離脱

ストレス
↓
仕事から離脱
↓
うつ病

この二つ、どこが違うのか。順番が違う。仕事からの離脱。そこだけを取り出してみれば同じだ。だが医師に求められるのは、そういう結果を招いた原因は、病気なのか、そうではないのかということである。その判断の中にこそ、プロとしての診断技術がある。そうでなければ誰が医師の判断など求めるものか。仕事からの離脱という結果から逆にうつ病という診断を下していいのなら、それは結果論診断だ。そんな診断でいいのなら医師でなくてもできる。結果論診断禁止。それが障害認定の掟だ。

仕事ができなくなったから、うつ病。

役割を果たせなくなったから、うつ病。

朝起きられなくなったから、うつ病。

今の生活が嫌になったから、うつ病。

そんな結果論診断は世の中に通用しない。あたり前だ。

次のように言い換えるのなら正しい。

仕事ができなくなったから、うつ病は否定できない。

役割を果たせなくなったから、うつ病は否定できない。

朝起きられなくなったから、うつ病は否定できない。

今の生活が嫌になったから、うつ病は否定できない。

否定できない。そりゃあそうだ。だからこそ人は、医師に判断を求めてくるのである。うつ病の診断が「否定できない」から「肯定できる」への飛躍は、過労自殺の裁判であれば容認されるかもしれないが、それは自殺が現に発生し、しかもその責任を問う法的な争いという極限状態だからであって、大岡バイアスはむしろ歓迎される。しかし朝起きられないくらいでうつ病の診断に飛躍されたら世の秩序は崩れ去る。本人が「うつ」だと言ったくらいでうつ病の診断に飛躍されたら人はあきれかえる。仕事ができなくなったというだけでうつ病の診断に飛躍されたらそんな医師は相手にされなくなる。ヒポクラテスバイアスもハンマーバイアスも追い返される。そして人はあらためて考える。「うつ」は病気か甘えか。さっきのケースに戻ろう。

主観至上主義で病気と診断する。

業務至上主義で甘えと診断する。

どちらもあまりに極端だ。真実はその中間のどこかにあるはずである。このケースは病気なのか、甘えなのか。その答えは、このケースだけをいくら見つめても出てこない。似たケースに目を向けてみよう。

A. 30歳女性、小学校教師。担任するクラスでいじめ問題が発生し、収拾に向けて努力していた。しかし学校幹部はいじめの存在そのものを否定し、協力が得られるどころか、逆に彼女は学校の空気を乱す厄介者扱いされていた。それでも一心に努力してきたが、事態は好転せず、保護者からの苦情処理に追われるばかりになった。年度替わりには報復人事的に異動させられた。それもいじめ問題が特に大きな学校へ、君のノウハウを生かせるだろうと慇懃無礼な言葉とともに送り出された。異動後はさらに苦労が大きくなった。その結果、気分が落ち込み、意欲が出ない。睡眠も乱れている。このままだと自分はどうなるのかと将来への不安がどんどん強まった。

子供のために真摯に頑張ったのに、孤軍奮闘となっているのみならず、逆に上司から厄介者扱いされていた、しかも体よく追い出されて苦労は増すことになった。気の毒なケースだ。落ち込むのも無理はない。これを甘えと言う人はいないだろう。皆無ではないかもしれないが。

B．30歳男性、漁師。海が汚染されて、漁ができない状態が二ヶ月以上続いている。生活が直撃され、漁が再開できる見通しは得られていない。気分が落ち込み、意欲が出ない。睡眠も乱れている。このままだと自分はどうなるのかと将来への不安がどんどん強まった。

これも気の毒なケースだ。本人には何の責任もない。仕事ができなくなっているが、本人は仕事をしたい。だができない。サラリーマンではないから、仕事をしなければ即収入減につながる。落ち込むのも無理はない。将来に不安を持つのは当然だ。これを甘えだと言う人はいないだろう。皆無ではないかもしれないが。

C．30歳女性、会社員。二人一組で仕事をしていた同僚が異動になってから、毎日虚しい気持ちになった。彼女と特別に親しかったというわけでもない。異動後に業務は少し変わったが、特に増えたわけでもない。強いて言えばランチの相手がいなくなったというのが変化といえば変化だが、また別の同僚とランチに行っているので特に孤独になったというわけでもない。だがなぜかそれ以来気分が落ち込み、意欲が出ない。睡眠も乱れている。このままだと自分はどうなるのかと将来への不安がどんどん強まった。

これは気の毒とは言えないだろう。同僚の異動くらいで落ち込むようでは、心が弱すぎるのではないか。こんなことでは会社員としてこれからやっていけるのか、疑問符をつけざるを得ない。甘えた気持ちを何とかしなければならない。もっとも、甘えでないと言う人も皆無ではないかもしれないが。

D．30歳男性、会社員。本社から現場へ定期の異動になった。結果、それまで気に入っていたフィットネスクラブに行かれなくなった。それに、現場で作業服を着て仕事をするなんて自分の美学に合わない。現地採用の社員とはセンスが合わない。異動させられたせいで、オンもオフも楽しくなくなった。気分が落ち込み、意欲が出ない。睡眠も乱れている。このままだと自分はどうなるのかと将来への不安がどんどん強まった。

異動してから不満の連発。意にそぐわない異動になったからといってこのありさまは、ちょっと勝手すぎるのではないか。これを甘えでないと言う人はいないだろう。皆無ではないかもしれないが。

以上、AとB（教師と漁師）は甘えには見えない。CとD（会社員）は甘えに見える。甘えに見えないAとBは、では病気だろうか。AとBは同情すべきケースではある。だから甘えには到底見えないのだが、**病気かどうかとなるとそれはまた別の問題である。**甘えではない。しかし心が不調だ。では医師の診断を受けてみて、病気なら治療してもらったほうがいいと考えるのが普通だろう。つまり考え方の手順として次ページの図のようになる。

甘えと判断できるCとDは、あえて医者にかかるまでもない。この図の最初の段階である第一の問い、「甘えか？」が「YES」となって終了である。甘えと判断できないAとBは

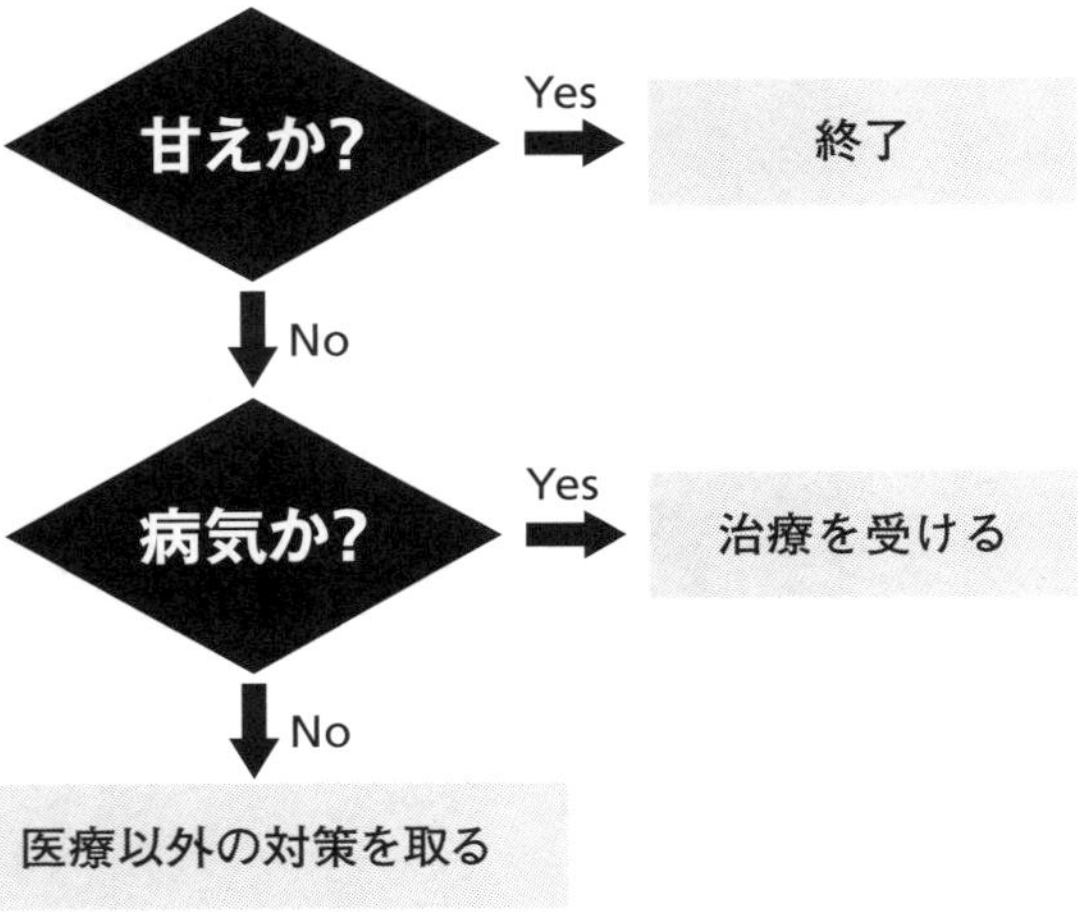

「甘えか?」が「NO」となって「病気か?」という第二の問いにいき、医者の診断をあおぐ。わかりやすい二段階の手順だ。

しかし、この診断手順は医学的には間違っている。

なぜか。

経過からすれば甘えに見えても、病気ということがあるからだ。

第3章で解説した、「内因性うつ病」を思い出していただきたい。「ひとりでにおこる」うつ病のことだ。「これといった原因がないのになる」うつ病のことだ。ヒポクラテスの時代からあるうつ病。脳の病気であるうつ病。薬で治療すべきうつ病。それが内因性うつ病だ。

ケースCにしてもケースDにしても、

原因があるではないかと言われるかもしれない。決してひとりでになったわけではないと言われるかもしれない。

しかし、何らかの出来事をきっかけにして、内因性のうつ病が誘発されることがあるのだ。現実に人が生きている場面で、文字通り何の出来事もないということはあり得ない。人の心の変化が見られたとき。喜怒哀楽が見られたとき。それには原因があると誰もが考える。何が原因だったのだろうと考える。そして振り返って思いをめぐらすと、何かそれらしい原因に思い当たるものだ。出来事ゼロという人生場面があり得ない以上、それは当然といえば当然だ。

そういう目でケースCを見ると、あらためて不可解さに気づく。たいして親しかったわけでもない同僚が異動しただけで、人はそんなに落ち込むのか。精神科を受診するほどまで落ち込むのか。

ケースDにしても、フィットネスクラブに行かれなくなったとか、美学に合わないとか、センスが合わないなどは、実は本人も落ち込んだ理由を後づけしているだけかもしれないとも考えられる。いかにも自分勝手に見える外見から、甘えであると即断するのは危険だ。

というふうに考えてくると、どのケースも、あのように書かれた数行だけでは何とも言えないということになる。もっと詳しい情報が必要だ。人には表面からすぐには見えない事情があるものだ。そこまで詳細に分析しなければ、甘えといえるかどうかなんてわからない。

そして精神医学的にさらに重要なのは症状だ。A、B、C、Dどのケースも、書かれた文字で見る限りでは、精神科を受診したときの症状はこのように全く同じだ。

気分が落ち込み、意欲が出ない。睡眠も乱れている。このままだと自分はどうなるのかと将来への不安がどんどん強まった。

文字で見る限り、A、B、C、Dの四つのケースの症状は全く同じ。だが現実の人間では、一人ひとりの症状は言葉では表せない微妙なニュアンスの違いがあるはずである。そして、**内因性うつ病には、内因性うつ病特有の症状の色彩がある。**落ち込みにしても、意欲のなさにしても、健康な人が不調になったときのそれらとは違うのである。

ここに、真の精神科診断学がある。それは主観至上主義ではない。ストレス神話などに惑わされない。ニセ医者にはできない。本書、第2〜4章で精神科診断学の弱点をあげつらってきたが、あれはもちろん表面的にはそう見えるという逆説にすぎないのであって、すべては本章の布石であった。本章、「はたして、『うつ』は病気か甘えか」で、結びとして真の精神科診断学をご紹介しよう。

というのが、当初の予定であった。

「うつ」と一般に呼ばれているもの。それは病気なのか甘えなのか。ケースによってまちまちのはずだ。それを区別する方法を示して結ぶ予定だった。中には甘えも混在している「うつ」と呼ばれているもの。そこから真の病気、**真のうつ病を抽出する方法**を示して結ぶ予定だった。最高の計画だ。現代社会の問題を鋭くえぐっている。誰もが心の中で思い、しかし口に出せなかったことを明快に形にしている。しかも答えを呈示することで、未来への指標になる。素晴らしい。本書の最後を飾るにふさわしい章になるはずだった。

だがこの計画は挫折した。

いや、つい先走って結論を言ってしまった。

挫折した理由を先に言わなければならなかった。

外圧がかかったわけではない。著者である私が急にやる気をなくしたわけでもない。

挫折の理由は、ある公文書を発見してしまったことである。

「甘え」の絶滅

役所の公文書は、ラブソングの歌詞に似ている。どれを見ても、同じような単語がちりばめられている。単語から、雰囲気は感じ取れる。だが内容はよくわからない。いや趣旨としてはわかる。公文書なら、何か重要なことを告知しようという趣旨。ラブソングなら、愛しているとか切ないとかいう趣旨。しかしどちらも、それ以上のものを読み取ろうとすれば、結構な努力がいる。

日本の厚生労働省は「メンタルヘルス不調」という概念を発表している。

> 「メンタルヘルス不調」
>
> 精神および行動の障害に分類される精神障害や自殺のみならず、ストレスや強い悩み、不安など、労働者の心身の健康、社会生活および生活の質に影響を与える可能性のある精神的および行動上の問題を幅広く含むものをいう。

ある公文書を発見したと思わせぶりなことを言ったが、それはこの文章のことである。別に機密文書というわけではない。厚労省のホームページに公開されている。ただ厚労省のホームページは情報が豊富すぎて迷宮のように複雑に入り組んでおり、なかなか目的の文書にたどり着けないため、たどり着いたときには達成感のあまり「発見した」と思わず誰でも叫んでしまうことがよく知られているので、私もそれにならったまでである。そんなこと知らない、知られていないという読者には、ぜひ厚労省のホームページで何らかのキーワードを検索してみて「発見した」というよく知られている達成感を体験されることをお薦めしたい。

それはそうとこれは、いかにも役所の公文書らしい文章である。密度は濃い。無駄がない。正確に書かれている。と思われる。いや正確に書かれているに決まっている。ラブソングとは違う。一読すると、何だかためになる大切なことが書いてあったという印象は残る。**だが何が書いてあるかよくわからない**。だが「メンタルヘルス不調」は、重要な概念である。厚労省の文書にはいたるところにこの言葉が出てくる。「現在の産業保健の中心課題は労働者のメンタルヘルス不調と過重労働による健康障害となっています。特に前者に関しては、多くの事業場で発生件数および休業日数共に他の疾患を凌駕しています」「産業医をはじめ事業場側が苦慮している問題の一つが、メンタルヘルス不調が原因で休業した労働者の職場復帰の判断とその後のフォローアップといわれます」。どれも『精神科医師・医療機関のための職域メンタルヘルス・マニュアル』収載の文章だ。引用したどちらの文章も深刻だが、特に一番目のほう、「他の疾患を凌駕している」ということは、**「メンタルヘルス不調」は、職場では最も多い病気**ということではないか。

そんな重要な「メンタルヘルス不調」、何が書いてあるのかよくわからないではすまされない。

そこで、努力を惜しまず、説明文を細かく分解して読んでみることにした。

メンタルヘルス不調とは

まず冒頭。

「精神および行動の障害に分類される精神障害」

いきなりおかしな表現だと思われるであろう。「精神および行動の障害」「精神障害」、これは言葉が重複しているではないか。**「雨天に分類される雨降りの日」**とか、そんな感じだ。

だがこれは、「精神および行動の障害」というのは、WHO（世界保健機関）の定めた正式な表現を取り入れた結果なのだ。「精神および行動の障害」というのは、WHOが作成した、ICD－10と呼ばれる診断ガイドラインの中にある精神障害の章の名称なのだ。だから「精神および行動の障害」は、「ICD－10」と読み替えなければならない。するとこの表現は、「ICD－10に収載されている精神障害」という意味になる。つまりは世界の医学界で公式に認められている心の病ということだ。ここまではいい。というよりここまでで十分のような気がする。だが文章は続く。

その次。

「自殺」

これはわかる。文字通りだ。

ICD－10に収載されている精神障害と自殺を、「メンタルヘルス不調」と名づけることについては、誰も異論はない。

次はどうか。「自殺のみならず」として続きがある。「のみならず」だ。世界で認可されている障害に、何かまだ加えることがあるのだろうか。WHOからはみ出すということは、それがまさに日本独自ということになろう。すると現代の日本社会を反映した内容になるはずだ。興味を引かれる。分析してみよう。

「ストレスや強い悩み、不安など」

自然な記述のようだが、よく読むと違和感が出てくる。「強い悩み、不安」はまあいいとしよう。しかし「ストレス」はどうなのか。**ストレスは誰にでもある。どこにでもある。生きている限りある。**それが「メンタルヘルス不調」なのか？　まあ程度にもよるからいいとするか。妥協は続く。だがその後の**「など」とは何か？**　役所の文章にはよくこの「など」がある。「など」の内容は特に書かれていないから、何でも含まれることになる。という解釈によって、対象範囲を広げるのは、省庁の領土拡大の常套手段としてよく用いられる。「メンタルヘルス不調」に含まれるものが広がる予感。

次にいこう。二行にわたる長い文だ。

「労働者の心身の健康、社会生活および生活の質に影響を与える可能性のある精神的および行動上の問題を幅広く含むもの」

長いなこれは。日本語文法の構造からいって、こういうときは文の最後から分析していかなければならない。この文の最後はこれだ。

「幅広く含むもの」

「幅広く」ときた。やっぱり。「など」どころではなかった。「メンタルヘルス不調」のカバーする範囲はとても広いことが、結びの部分だけからでもわかってしまう。

では何を幅広く含むのか。

「精神的および行動上の問題」

いつかどこかで見た表現だ。いつかというほど昔ではない。つい二行前だ。この文の冒頭だ。「精神および行動の障害」というのがあった。たった三行の間に同じようなことを書いて、一体どういうつもりなのかと思うのは不合理で、この二つは全く意味が違うのだ。さっきも言った通り冒頭の「精神および行動の障害」は、WHOの正式な診断基準名。それに対して今度の「精神的および行動上の問題」は、WHOの診断基準名に精神「的」と行動「上」がついただけだが、その結果正式な用語ではなくなっているから、つまりこの言葉通りの意味だ。言葉通りだとどうなるか。「精神的および行動上」だ。**「精神と行動」だ。それは人間の活動すべてではないか。**人間の活動すべてにおける「問題」。

私はこのあたりで冷や汗が出てきた。事の重大さにようやく気づいた。

「メンタルヘルス不調」は、人間の不調のすべてを含むらしい。

すべてとなると嫌な予感がする。不調のすべて。ということは、甘えもわがままも依存も自己中も含まれるということになるのではないか。「うつ」から甘えを取り除き、真の病気を抽出しようという、本書執筆の当初の目的は、するとどうなるのか。無意味だったということか。何だか読み進めたくなくなってきた。こんな文書は知らなかったことにして本書をまとめてしまおうという姑息な欲望も生まれていたことを白状する。だが気を取り直して分析を続けることにした。あとたった一行だ。「精神的および行動上の問題」に、こういう形容詞がついている。

「影響を与える可能性のある」

とどめだ。

「可能性」。便利な言葉だ。そして、広い。およそどんなことでも、可能性ゼロといえるものはないから、「可能性のある」ということはつまり、やっぱり、すべてということだ。

何に影響するものすべてなのか。

「労働者の心身の健康、社会生活および生活の質に」だ。

「心身の健康」とはつまり、心も体も、健康にかかわるものすべてだ。「社会生活および生活の質」とは何か。「社会生活」と「生活の質」の二つであると読むのだろう。だとしてもこの二つをどう区別しているのか、役所用語としてそれぞれに何か特別の意味があるのか。よくわからないが、とにかく「生活」だ。前とあわせて「健康」と「生活」。**それはどう見ても人間のすべてということではないか。**

「メンタルヘルス不調」とは、すごい概念である。

ラブソングと同じで、一読しただけだと、何となくもっともらしく思えるだけで内容が頭に入ってこなかったが、こうしてよく読んでみれば、メンタルヘルス不調という言葉の底力がわかる。やはり公文書はラブソングとは違って精密に書かれている。だがそうやって精密に書かれたメッセージの内容がわかった時、私はうろたえて倒れそうになった。

メンタルヘルス不調とは、人間の心身の不調のすべてを含むのだ。

すべてだ。

一体日本は、いつからこんな国になってしまったのか。

これでは、人生のあらゆる悩みを、それが挫折でも落第でも失恋でも劣等感でも、政府が「メンタルヘルス不調」として管轄するということではないか。

メンタルヘルス不調はすごい。病気かストレスかも関係ない。どんなものでも「メンタルヘルス不調」。何でもかんでも「メンタルヘルス不調」。病気も病気未満も「メンタルヘルス不調」。甘えも堂々と含まれることになる。『うつ』は病気か甘えか」という問いは成り立っても、『メンタルヘルス不調』は病気か甘えか」という問いは成り立たない。**メンタルヘルス不調とは、病気も甘えも含むものだから。**

だから私は倒れそうになった。

厚労省の「メンタルヘルス不調」を、よく読んでみたのは、本書を書き始めてからのことだ。本書のタイトルはすでに『「うつ」は病気か甘えか。』に決めていた。このタイトルを軸に書いてきた。そして最終章となるはずだった本章まで書き進めてきた。今さらタイトル変えられませんよ。本書の執筆動機は、病院での外来診療や、会社での産業医としてこれまで出会った人々や、講演会での質問や、公式・非公式に受けた相談だ。うつ病と言われていたり、認知されていたり、自分でそう思っていたりして、治療を受けている人、治療を求める人の中に、**うつ病でない人があまりに多いという実態だ。**うつ病でない人、その中には、他の病気もある。ストレスに対する健康な反応としての落ち込みもある。そして、甘えもある。

こうしたものをひとまとめにしていいはずがない。病気なら、医学的な治療が必要である。ストレスに対する健康な反応としての落ち込みなら、その度合いによって、医学的な治療が必要なこともあれば、そうでないこともある。甘えなら、対応として必要なのは治療ではなく適度な厳しさである。

それなのに安易にうつ病という診断が乱発されることで、色々なひずみが出てきている。

必要もないのに薬を飲む。

休養という逃避によって、成長が止まり、甘えが助長される。

休み癖がつく。

周りの人の負担が増す。本人は逃避によってストレスから解放されても、そのストレスは周りの人に分散される。

うつ病への偏見が再燃し醗酵する。真のうつ病である内因性うつ病を目の当たりにする機会は、一般の人には少ない。すると単なる甘えでダウンしている人物を見て、それがうつ病だと思ってしまう人が増える。うつ病なんか甘えだという誤解が蔓延する。

何もいいことはない。

だから、『うつ』は病気か甘えか」という問いは、現代の日本では最も大切な問いの一つだ。たとえひどい問いだと後ろ指をさされても、これを世に問わなければならない。そういう強い使命感が、私を執筆に駆動した。だが強い使命感とはその多くが独りよがりであるという人間社会普遍の法則が、何と自分にも適用されていたことに気づかざるを得なくなってしまった。未練がましくもう一度「メンタルヘルス不調」の説明文を読んでみたが、当然ながら何度読んでも同じことが書いてある。読めば読むほど、およそ人間の経験する不調のすべてをカバーしている。病気も甘えも自己中も独りよがりも、みんな「メンタルヘルス不調」だ。一体いつからこんなことになってしまったのかこの国は、と言いたくもなるではありませんか。**もはや日本では、「甘え」という概念は絶滅させられていたのだ。**

本書の第1章にある、「甘えの診断基準」。あれを見せられたとき私は、これはまずいと思った。甘えの人にも、しばしばうつ病とかうつ状態とかの診断書が発行されて、病気として仕事を休むケースが多くなっているという実態。それがあまりに嵩じてきたため、職場を管理する側としては、甘えを病気と区別して締め出そうとする動きが出てきた。その動き自体は理解できる。クレーマーの排除と同様だ。クレームには真摯に耳を傾けるべきだが、度を越したクレームにまでいちいち対応していたら、本当に必要なクレームを聞く時間もなくなり、本末転倒になる。するとクレーマーを、正当なクレームとは区別して締め出す必要が出てくる。同じ論理で甘えを、病気とは区別して締め出す必要が出てくる。そういう現実の必要性が、「甘えの診断基準」を生んだことに疑いはない。だが、甘えに見えても実は病気ということが、精神科ではざらにある。それを説得力を持って示すためには、医者の側からも、甘えは病気とは違うことを示さなければならない。そういう努力は省略し、甘えであっても、ヒポクラテスバイアスに基づいて、苦しんでいる本人のためだからといって適当な診断書を発行していたら、精神科の診断書なんか誰も信用しなくなる。そこに現れるのは、病気の人にとってあまりに不幸な世界である。

「甘えの診断基準」を最後にもう一度見てみよう。

この診断基準を満たす、甘え。それもまた、メンタルヘルス不調である。甘えはもはや日本からは消滅した。本章、『「うつ」は病気か甘えか。』という本書のタイトルを含む章題をつけたとき、私には第1章からの内容を総括した最終章にする意図があった。だが、どうやら本書は、タイトル企画の段階から失敗だったようだ。だから本章で結びにすることはできなかった。だから、予定外の章を次に書き加えることにした。

甘えの診断基準

A　特権への安住と自己主張
（次のうち2つ以上を満たす）

1 自分はうつ病であると公言してはばからない。
2 うつ病としての配慮をするよう要求する。
3 うつ病について理解がないと人を責めることが多い。
4 注意や指導を受けると、すぐにハラスメントであると言う。

B　未熟な性格（次のうち2つ以上を満たす）

1 言動の中に親の影が見え隠れする。
2 プライドが高い。
3 自分のことはぺらぺらとよどみなくよく喋る。人の話はあまり聞かない。
4 言動が全体に年齢より幼い。
5 人が自分のことをわかってくれないという意味あいのことをよく言う。

C　病気とは思えない、人の神経を逆撫でする言動
（次のうち1つ以上を満たす）

1 以下のような場面での元気の差が大きい：業務と休み時間。出勤日と休日。
2 病気休養中の活動（例：海外旅行）のことを自慢気に話す。

第 7 章

ストップ・ザ・ドクターストップ

問い：次のうち、「病気」はどれか。

肥満
薄毛
肌荒れ
やきもち焼き
大酒飲み
近視
老眼
怠慢
浪費
過食
盗癖
短気
性的放縦
老衰
うつ

気分障害患者数　　厚生労働省　患者調査より

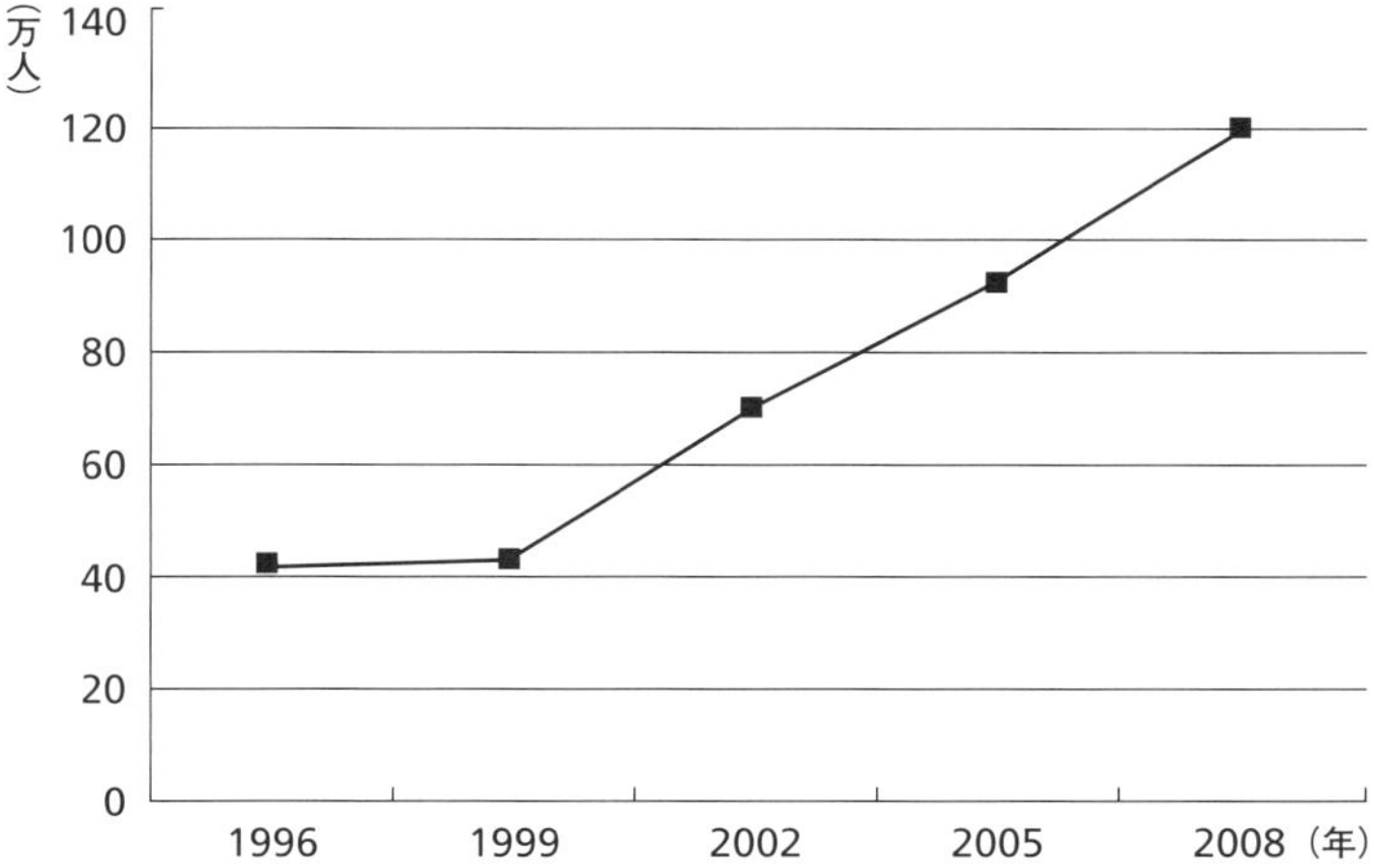

精神疾患は増えたか

平成二十三年、精神疾患が「五大疾病」の一つになった。

それまでは、「四大疾病」だった。癌、脳卒中、急性心筋梗塞、糖尿病の四つだ。決めたのは国だ。患者数が多く、国として特に対策に力を入れる四つの病気。そこに新たに精神疾患を加えて「五大疾病」とする方針を決めたのである。その背景には、精神疾患の増加があるとされる。

しかし本当のことを言えば、増加するもしないも、精神疾患は元々とても多い病気だったのだ。その現実からずっと目をそむけられていたにすぎない。現代日本の入院患者の四分の一は精神科への入院だが、この率は何十年も前から続いている。国が対策に力を入れる病気を選ぶのであれば、何十年も前に「一大疾病」として精神疾患が選ばれてもよかったはずである。

それはそうと、五大疾病への仲間入りに大きく貢献したのが、うつ病の増加である。

厚生労働省の統計によれば、平成８年には約43万人であったうつ病（統計上の病名は気分障害）の患者数は、右肩上がりで増え続け、平成20年には１００万人を突破している。**現代日本はうつ病１００万人の時代なのである。**

統計を示すまでもなく、うつ病が増えているというのは現代の多くの人が体感している。だが、「うつ病」とか「うつ」と人が認識しているケース、すなわちうつ病とその周辺の病気について、医者が書く診断書の病名は色々だ。

うつ病
うつ状態
抑うつ状態
不安抑うつ状態
自律神経失調症
神経症
抑うつ神経症

ストレス反応
気分障害
適応障害
気分変調症
心因反応
不眠症
などなど。

どれも、同じといえば同じだし、違うといえば違う。それぞれの診断名を本で調べれば、それぞれが違うように書かれているが、実地では本の通りの厳密な診断がなされていることはむしろ稀である。ということは、同じ一人の患者に対して、どういう病名が書かれるかは診察した医者次第ということになるから、病名だけ見てもそれがどのような状態であるかは、他の医者にはわからない。

「こういう病名の診断書が出ているんですが、本人にはどう対応したらいいのでしょうか」と相談を受けることが最近ではよくあるが、診断書だけでは何とも言いにくい、というか、何も言えないのが現実である。

そうそう、いま病名を並べる前に、「うつ病とその周辺の『病気』」と言ったが、**病気かど**

うかさえも診断書を見ただけではわからない。病気とは言えなくても、心身の不調、つまりメンタルの不調があれば、それは「メンタルヘルス不調」だから、仕事を休んだり軽くしてもらったりすることの要求は現代の日本では正当なわけで、但しその場合にも医師の診断書がいるが、「メンタルヘルス不調」という病名はないので、さっき挙げたような病名のどれか適当なものがカルテや診断書に書かれることになる。

だから統計に表れるうつ病の増加の中には、「病気未満のメンタルヘルス不調」が含まれている。その含まれ率がどのくらいかを正確に知る方法はない。グラフを穴があくほど見つめても見えてこない。だが逆にグラフから視線をそらして冷静に考えれば、十年間で三倍も増える病気というものはまずないことに自然と気づくことができる。それからまた視線を戻せば、このグラフの中の「病気未満のメンタルヘルス不調」の含まれ率は相当であることが見えてくる。

診断書の病名だけでは、どう対応していいかわからないと言ったが、では対応法が診断書に書かれていればいいかというと、かえってそのほうが悩ましかったりする。

特に悩ましいのが、病気休職から復帰するときの対応である。診断書には、職場復帰の条件として、たとえば次のように書かれている。

業務の負担を軽くすることが望ましい。

半日の勤務は可能である。

残業や出張は不可である。

転勤は好ましくない。

ラッシュ時を避けて通勤させるべきである。

過剰なストレスをかけてはならない。

ストレスの少ない職場への異動が望ましい。

職場環境の調整が必要である。

月に何日かの不定期な休養を要する。

休職を続けることはかえって回復を遅らせるので、無理のない範囲で出勤することが適切である。

などなど。


こんなことを言われても周りの人間は困るのである。「業務の負担を軽く」とか「ストレスの少ない職場」とか「無理のない範囲」とか、こういう曖昧なことを言われても。一体どのくらいが軽い負担なのか。どのくらいだと軽いストレスなのか。無理のない範囲って、その無理っていうのはどのくらいなのか、本人が無理と言ったら無理なのか。

では曖昧でなければいいかというとそれもまた困る。「半日」とか「ラッシュ時を避ける」とか「不定期な休養」とか。**職場はリハビリ施設かよ。**と思わず言いそうになって、人は慌てて口をつぐむ。今のは禁句だ。

ここに、病気の人がいる。

周りに病気でない人がいる。

このとき、周りにいる病気でない人には当然果たさなければならない役割がある。それは病気の人をいたわることだ。回復に協力することだ。職場の同僚も、家族も、当然の役割だ。

もっとも、「病気未満のメンタルヘルス不調」の人に対しても同じかということになると、話は違ってくる。**メンタルヘルス不調には、甘えも含まれている**から、そうなると……と立ち止まって考える必要も出てくる。しかし医師の診断書が出ている以上は、「病気未満」ではなく「病気」に昇格しているので、同じことである。甘えではないのかなんて、そういう問いを発すること自体、後ろめたい。そんな疑いを口にしたら、病気を理解しない悪い人間と思われるのではないか。素直な人は反省する。素直でない人は渋々納得する。どちらにしても問いは控えられる。

しかし、発せられない問いは沈澱する。融解しない。消え去らない。深く人の心の底に潜行する。あの人は自分はうつ病だと言っているけど、本当は甘えじゃないのかしら。**口には出せないけど。**さぼりじゃないのかしら。**口には出せないけど。**すると、彼の抜けた穴をカバーして働いている私は何なのだろう。**口には出せないけど。**そういう不満が潜行する。

みんな**本音を口に出せないのは、「病気」というレッテルのため**である。周りの人は、病気の人に対する役割を果たさなければならないというのが、社会の掟なのだ。

そんな社会の掟を分析した名著として、パーソンズという社会学者が書いた『社会体系論 The Social System』という本が知られている。そこには、周りの人だけでなく、病気の人の側にも役割があるということが記されている。**病者役割** sick role と呼ばれる、その筋では有名な概念である。

「役割」というと、何だか仕事や義務のようだが、元の英語の role は、「役付け」とか「役柄」という意味に近い。劇で言えば、この人は悪役だとか、この人は主人公を支える役だとか、この人はストーリーに特に関係しない通行人の役だとか、そんな感じである。そういえばオペラの主役は title role という。

そんな意味での病者役割 sick role として、パーソンズが挙げている第一は、「義務からの解放」である。仕事を休む。学校を休む。社会という劇場において、病者はそういう役柄になっている。いわば役割からの解放という役割。この役割は、医師の診断書によって正式に割り当てられる。

パーソンズは第二の病者役割 sick role も挙げている。それは「自己責任の免除」である。今この状態、この病気になったのは、本人の責任ではない。不運か、または不幸なことであり、誰でもいつその役割を割り当てられるかわからない。割り当てられたら拒否はできない。

地方公務員10万人当たりの主な疾病分類別長期病休者率の推移

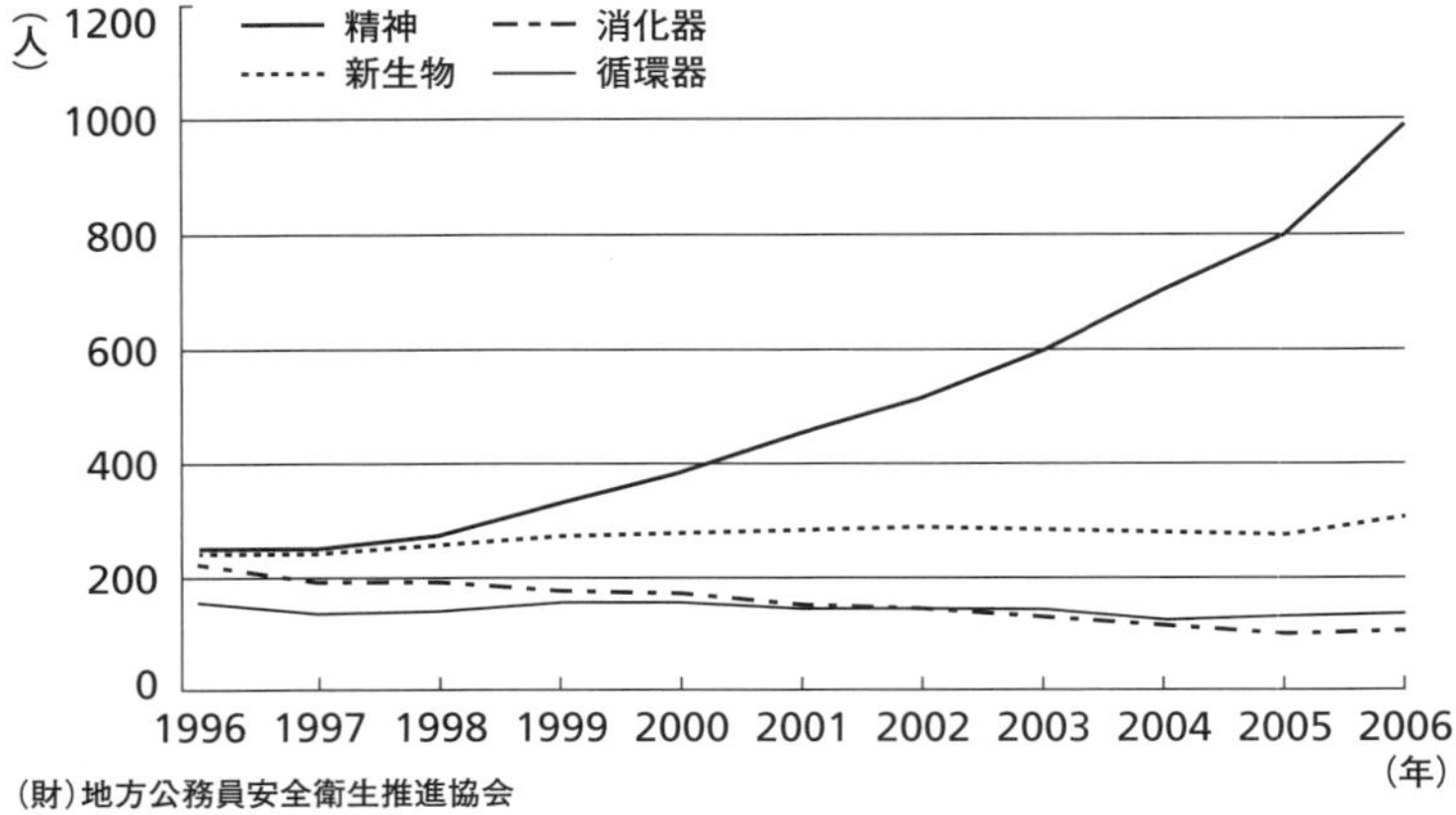

（財）地方公務員安全衛生推進協会
「職員10万人当たりの主な疾病分類別の長期休業率」

だから自分の責任であるはずがない。

義務からの解放と、自己責任の免除。これら二つは、一つ間違えると特権になる。というか、特権以外の何ものでもない。**義務なく責任なく権利だけがある、**それはまさに特権の定義だ。それもこれも、病気だからこそであって、病気未満なのにこんな特権を与えられたら、人はそこに安住したくなる。合法的に楽ができれば、そりゃあ人は楽なほうに流れる。生活保護の不正受給が絶えないことからも、それは明らかだ。人間、ひとたび楽なほうに流れれば、堕落への崖はすぐそこである。堕落とは関係ないが、長期休職者のグラフがある。「精神」、すなわちメンタル疾患による長期休職者が、2000年以降、急激に増加していることがひと目でわかる。

もちろんこの統計の中には、真の病気の人もたくさん含まれている。働きたくて働きたくてしょうがない、休んでいることが申し訳なくて申し訳なくてしょうがない、でも病気がなかなか治らず、長期の休職を余儀なくされている人もたくさん含まれている。だが、メンタルヘルス不調の範囲を無制限に拡大定義している以上、そしてメンタルヘルス不調という診断名はないからかわりに「うつ病」などの診断書が発行されている以上、この中には特権に安住した甘えの人も含まれているはずである。その含まれ率はここでもまた不明だが、甘えではないかという疑問が禁句として封印されている以上、周りの人々の不満が深く沈澱し、醗酵し続けていることとは逆に明白だ。

何がこの事態を招いたのか。本人か。周囲か。社会か。風潮か。そのすべてか。すべてだろう。だが、**病気というレッテルが多くの人に貼られたことがそもそもの始まり**であることは確かだ。それがなされなければ、決してこうはならなかった。そして、レッテルを貼ったのが精神科医や心療内科医であることは動かせない。診断とは医者だけに任された特権だから。するとこの事態の責任は医者に集約されるのか。医者である私としては、「いや、それは違う」という結論に持っていきたいと願いながら書いている。しかしどうなるかわからない。本書の当初の企画はすでに第6章で破綻している。もはやナビなしで知らない土地を迷走しているようなものだ。どこにたどり着くかわからないが、立ち止まらず行ける所まで行ってみよう。

医療化

医療化medicalizationという言葉がある。本来は病気とは言えないものを、または、病気と言えるかどうか微妙なものを、あるいは、少なくとも過去においては病気とはみなされていなかったものを、病気であるとして医療の対象にすることである。

たとえば肥満。

メタボという言葉ができたのはほんの数年前のことだ。あっという間に健診が義務づけられ、腹囲を測定されてメタボだとか予備群だとかのありがたい判定をいただくようになった。肥満自体は病気とは言えず、ただ将来の色々な病気につながるという意味での警告だ。指摘してくれてありがとうと感謝する人もいれば、余計なお世話だほっといてくれと思う人もいるだろう。肥満なんか、昔は医療の対象じゃなかった。それが今ではメタボリックシンドローム予備群という仰々しい名で呼ばれるようになった。これが医療化の一つの例。

たとえば薄毛。

電車にもタクシーにも、薄毛対策の広告は溢れている。薄毛は病気です、とか、薄毛は医学で治す時代です、とか。事実、国によっては男性薄毛の治療薬として正式に認可されている医薬品がある。薄毛は今や病気なのだ。これも医療化。

たとえば依存症。

アルコール依存症は、病気である。専門病院もある。昔はただの手に負えない大酒飲みだと思われていた。アル中と呼ばれていた。それがアルコール依存症という病気に昇格した。医療化である。ではパチンコ依存はどうなのか。買い物依存は？　インターネット依存は？　病気と呼ぶ人もいれば、呼ばない人もいる。依存とは「やめられない」ということだ。やめられないものがすべて病気というならそれはそれでわかりやすいが、そうとも言えないから医者からの説明も何だかあやふやになってくる。病気とされているアルコール依存症も、社会の人々が本当に病気と認めているかとなるとこれもまたはっきりしない。単刀直入に、「アルコール依存症は病気ですか？」と聞かれれば、「病気です」と答えるのが正解だと多くの人は知っている。しかしもし病気なら、**アルコール依存症の人の飲酒運転はどう考えるのか。**飲まずにいられないのが病気なら、それは気の毒なことであり、罰は軽くならなければ理屈が通らないが、実際は軽くなんかならない。福岡かどこかの自治体で、飲酒による不祥事が後を絶たないことに業を煮やした首長が飲酒禁止令を出したことがあった。それを破って飲んでしまった職員は罰せられるのであるが、ではその職員がアルコール依存症であったらどうなるのか。その人を糾弾するのは、うつ病の人を怠けとみなして糾弾するのとどこが違うのか。アルコール依存症を病気に分類してそれを徹底すると、色々なところに歪みが出てくるのである。この歪みは、アルコール依存症を病気とみなすという医療化がまだ発展途上で、人々の意識がそこまで高まっていないために生まれたものなのか。それとも、大酒飲みを医療化したこと自体がそもそもおかしかったと言うべきなのか。

医学が進めば進むほど、たくさんのことが医療で改善できるようになるので、医療化はとどまるところを知らない。病気の治療薬を、病気でない人が使うことはどうなのかという問題も発生している。たとえば、脳からの成長ホルモンの分泌が少ないために身長が伸びないという病気がある。治療は成長ホルモンの補充である。では、病気とは言えないが、もっと背が高くなりたいという高校生が、成長ホルモンを求めてきたらどうか。そんなのダメだと一蹴できるか。高校生にとっては、背が高くないことが人生最大の悩みという場合だってあるのだ。

一足飛びに年齢を飛ばして、認知症の薬を、認知症でない高齢者が飲むのはどうか。年を取れば誰でもある程度は認知機能が低下する。それは正常な老化であって、病気ではない。それでも**認知症の薬が効く可能性があるとしたらどうか。**病気じゃないから薬なんて不自然なものを使うのはダメか。わずかな認知機能の低下でも、本人にとっては堪え難いという場合だってある。薬が効くとなれば、飲みたいという希望者は多いかもしれない。それが広がって、多くの高齢者が認知機能を改善する薬を飲むようになったらどうか。「みんな飲んでる」となれば、飲まないで認知機能が自然に低下するにまかせるのはむしろ健康に無関心な人であると批判されるようになるのではないか。歯を磨くことが、歯が自然に悪くなることを防ぐための人々の当然の習慣になっているように、認知機能改善薬を飲むことが自然の習慣になるのではないか。**老化の医療化だ。**

というように、将来の医療化、そして現代の医療化の一部も、本当にそれでいいのかと考えさせられる点は多々ある。これまで治せなかったものが医学で治せるようになれば、人々には歓迎される。歓迎されるのが常だ。歓迎されるのが常だった。医学が治す方法を発見したり開発したりした時点で、「医学で治せるから病気とみなす」というふうに医療化することは、人々に歓迎されるのが常だった。苦しみを取り除いてくれる医学とは、何とありがたいものか。今までの苦しみが夢のようだ。医療化大歓迎。だが将来は、いや現代でもすでに、治せるからといって医療化するという単純な考え方は通用しなくなっている。治す側、医師の側には、ヒポクラテスバイアスやハンマーバイアスがあるから、次々に医療化しようという傾向がある。医療の産業化がそれを後押しする。医学を独占的に行使できるという強みも医師にはある。そして医学は、文字通りすべてを医療化できるだけの能力を秘めたかつてなかった巨大なものに成長している。そんな医学は、すでに医師が独占していい技術とみなすべきではなくなっている。人類共通の技術。人間ひとりひとりの技術。であれば、**医療化するかどうかは、医師が決めるのではなく、社会が決めるというのが、これからのあり方であろう。**

とはいうものの、過去を振り返ってみれば、医療化による人類への貢献ははかり知れない。医療化のお陰で命を救われた人、生活を明るいものに変えられた人の数は膨大だ。それまで病気であることが認められていなかったものが病気であるとわかることは、当事者にとってははかり知れない恩恵になるのである。

その代表が、精神医療である。

かつて、精神障害は病気とみなされていなかった。悪魔が憑いたとか、狐が憑いたとか、魔女だとか、そこまではいかなくても、性格の問題だとか、道徳観の問題だとか、散々な扱いを受けていた。脳の病気である内因性うつ病も、ただの怠慢とみなされていた時代があった。そんな誤解が、医療化によって解消された。治療法も進歩した。

それまでは医学の未発達のため病気であることがわからず、本人が責められ苦しんでいた状況が、180度転換する。病気であると認められれば、まさに病者役割sick roleが正当に与えられるのだ。病気の回復のために、義務から解放される。病気になったのは不幸ないし不運なことであり、自己責任ではないから、名誉が回復される。適切な治療を受け、症状も回復される。その延長上に、現代の精神医療がある。医療化の勝利だ。

だが医療化は、いつも勝利するとは限らない。

医療化するからには、医学としては勝利を目指しているのだが、医学がある状態を「病気」と名づけるのは、有効な治療法が開発される前の段階が多いから、その時点では勝利するも何も、本人を救う方法はまだなく、ただ病気というレッテルを貼るだけである。とりあえずのレッテル貼り。とりあえずだが、とにかくその時点で、医学という領域に囲い込むことになる。**いったん病気と名づけられたら、他の人は口出しできない**。病気は専門家の医者に任せるというのが社会の掟だから。

「レッテル貼り」とか「囲い込む」とか「口出しできない」とか言うと、何だかよからぬことをしているようにも聞こえるが、もちろん医療化を促進する医者に悪意はない。病める人、虐げられている人、苦しむ人を、医の力で救おうという、医療の原点とも言うべき心がそこにはある。にもかかわらず今あえて「レッテル貼り」という言葉を使ったのは、まだ有効な治療法がない段階で病名をつけて病者役割 sick role を割り当てることが、本人にとって、また周囲の人にとって、プラスになるとは限らないからであり、「口出しできない」という言葉を使ったのは、医療以外の有効な対応法があるかもしれないのにそれを適用する機会を剥奪することになりかねないからであり、「囲い込む」という言葉を使ったのは、産業という顔も持つ医療が市場として獲得しようとしている意図もあり得ることを否定できないからである。

だから前章。「ひきこもり」も、「ひきこもり病」として医療化を既成事実としようとするのは、医療者にとっては振り払わなければならない誘惑である。厚労省の調査と内閣府の調査の結果が大きく矛盾した結果、ひきこもりの当事者たちは大きく困惑することになった。対応すべき責任を負っている者たちの意見が衝突しているとき、迷惑を被るのはいつも当事者である。病気なら病気としてもらったほうが、方向性が定まってはるかに安心できる。だがレッテルを貼って囲い込み、他の口出しを封じれば、医療以外の幅広い対応の機会を奪うことになる。安易な医療化は将来に禍根《かこん》を残す。

甘えも「甘え病」と名づければ医療化されるだろうか。されないだろうな。「甘え病」というネーミングでは相手にされない。「甘え病」では、「病気でないのに病気ということにしている」ことが明白である。「怠け病」も「自己中病」もダメだ。「仕事パス病」。ダメか。ただ「〇〇病」と呼べばいいというものではない。するとオリジナリティには欠けるが、既成のブランド名の「うつ病」に頼って、**「新型うつ病」とでも名づけるのはどうか。**それなら説得力がありそうだ。うつ病の一種であると宣言すれば、それは甘えではなく病気だから、もう誰も口出しできない。実際は「うつ病」の知名度にあやかっただけだから、**「擬態うつ病」とでも呼んだほうが事実を正確に反映したネーミング**なのであるが、「擬態」という言葉は何となく卑怯な色合いがあるから避けたほうがいいだろう。その点、「新型」なら色がついていないから受け入れられやすい。このようにしてネーミングに気を配れば、甘えも病気に含めることができる。先手を取った医療化の勝利は約束されたようなものだ。

医療化すれば、次は対策だ。医療が「治療」として、他の人には使うことが禁じられている武器を行使することになる。うつ病で言えば「薬」である。

商魂の出番だ。

資本が投入され、医療化は急激に進む。

病気未満のメンタルヘルス不調を「うつ病」として囲い込めば、市場は無限と言えるくらい広大だ。医療化を際限なく推し進めることができる。商売する力が湧いてくる。しかも、主観至上主義を「患者中心」とうまく重ねれば、正義の味方になれる。官軍宣言。千客万来。商売繁盛。

抗うつ薬の売上げ推移

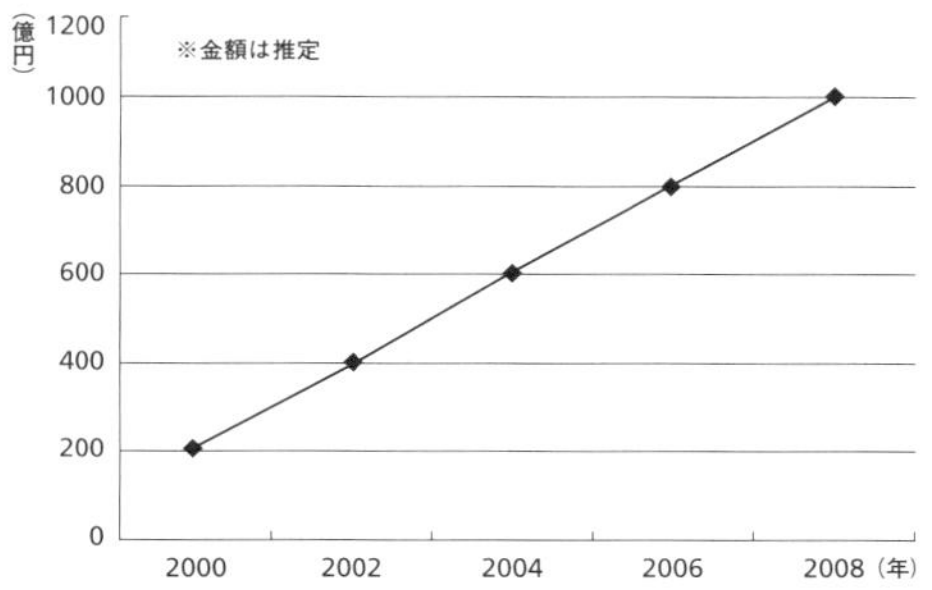

気分障害患者数

厚生労働省　患者調査より

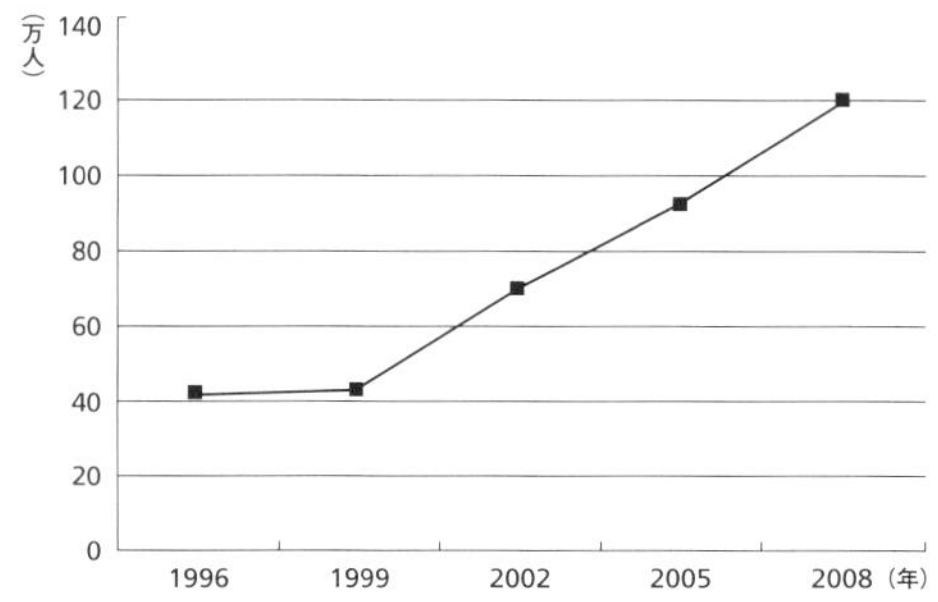

精神科クリニックと心療内科クリニックの数

(※重複計上)
厚生労働省
医療施設調査より

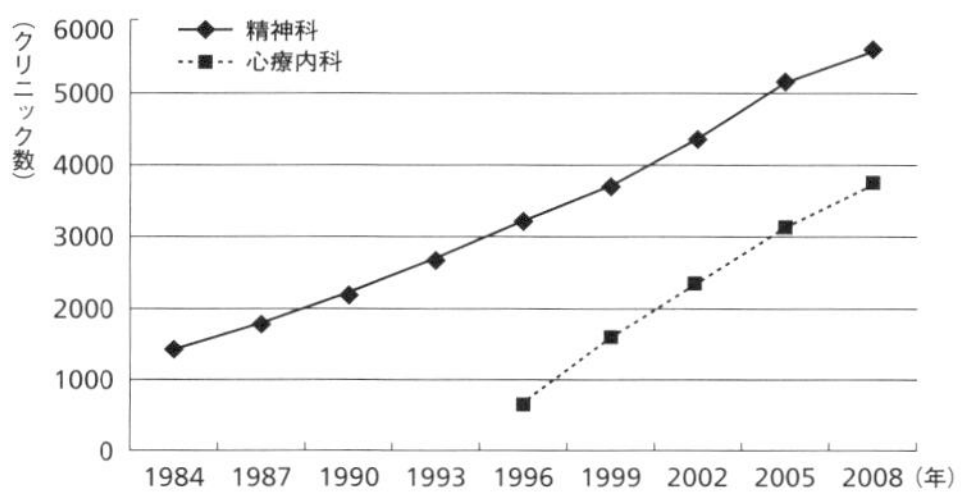

※あるクリニックが「精神科」と「心療内科」の両方を標榜している場合、それぞれ1としてカウントされている

抗うつ薬の売上げ。うつ病患者数。クリニック数。

この三つには相関がある。右上がりの図を見よ。

一目瞭然である。因果関係はどうか。つまり、どの増加が原因で、どの増加がその結果なのか。素直に考えればこうだ。

うつ病患者数の増加 → クリニック数の増加 → 抗うつ薬の売上げ増加

患者が増えたからこそ、それに対応してクリニック数が増え、結果として抗うつ薬もたくさん処方されるようになった。自然だ。

しかしこうかもしれない。

クリニック数の増加 → うつ病患者数の増加 → 抗うつ薬の売上げ増加

クリニックが増えて、市場が開拓され、多くの病気未満のメンタルヘルス不調が、うつ病と診断されるようになった。結果として抗うつ薬の処方量が増えた。あり得る。

もうひとつ、こうも考えられる。

抗うつ薬のセールス強化　↓　うつ病患者数の増加　↓　クリニック数の増加

抗うつ薬の宣伝によって、もしかしたら自分もうつ病かもしれないと心配する人が増えた。それに対応するためにクリニック数が増えた。その後はまた抗うつ薬の処方量のさらなる増加につながり、さらにセールスに力が入り、以下は相乗作用でどんどん栄える。右肩上がりの抗うつ薬景気。

一体どれが真実か。証明する方法はない。どれか二つならニワトリかタマゴかという古典的な問いになり、それでさえ答えは永遠に出ないのが普通なのに、これは三つだからさらに複雑だ。答えが出るとは思えない。ニワトリとタマゴ問題の複雑さを10とすれば、三つ巴の複雑さは756くらいにはなるだろう。数字に根拠はないがそんな感じだ。いや根拠のある確実なことだけを言おう。確実なのは事実のみ。三つともどんどん増えているという事実。

そしてこの三つが相乗作用で増え続けているという事実。増えてどこが悪い。病める人を救うための増加だったら、批判される筋合いはどこにもない。「患者中心」を掲げればいつも官軍だ。だがうつ病と呼ばれているものの中には、メンタルヘルス不調が相当に含まれている。メンタルヘルス不調の中には、病気未満が相当に含まれている。あらゆる程度の不調、あらゆる種類の不調が含まれている。**あらゆる不調を「病気」と名づけ、医療化する**。一丁上がりで広大な市場がそこに開ける。医療化はすべてを蹴散らして進む。

医療化の暴走

歴史は繰り返す。現代の精神医療は、医療化の勝利だと言った。それは事実だ。しかし勝利には常に裏がある。陰がある。精神医療における、医療化の陰。それは20世紀半ばに露わになった。

その陰の名は、**「反精神医学」**という。

このころ、精神医療は暴走していた。病気か病気でないか、検査などで確実に診断することができなかったのはもちろん当時も今も同じだ。だからどんなものでも、普通や平均との違いがあれば、病気と診断することが不可能ではなかったことも、当時も今も同じだ。そしてしようと思えば、ご都合主義的に病気のレッテルを貼ることが可能だったことも、当時も今も同じだ。

医療化である。

当時、精神にかかわる医療化は、暴走していた。

社会不適応者、逸脱者、さらには反体制者などが、「精神病」というレッテルを貼られて医療化され、鉄格子の向こうに隔離されていた。それが当時の状況であった。

本人の意思は無関係だ。**いわば客観至上主義だった。**為政者、権力者、支配者らにとって、不都合な人間を排除する手段として、精神医療が悪用されていた。

この世直しびと的糾弾はもちろん反精神医学を唱える立場の人々の主張で、当時のすべての精神医療がそうだったというわけではないが、一部は、半分くらいは、多くは、よくわからないがここは中立的に「部分的には」を採用しよう、部分的には事実だった。

そんな暴走がいつまでも容認されるはずがない。「病」と名づければ連戦連勝と思うのは、医者の甘い考えなのだ。暴走を止めようとした厳しい批判の洗礼、それが反精神医学である。

「精神障害というレッテルは、医者や家族や社会が自分の都合で貼ったものにすぎない」

「病んでいるのは本人ではない。周囲である」

「精神科医は、貪欲にも領土を無限に拡大しようとしている」

「無軌道な医療化を止めよ」

「精神障害は、病気ではない」

社会から。全世界から。批判の声が燃え上がり、「反精神医学」運動に結実した。日本も例外ではなかった。

そして、今で言う「突入取材」が行なわれた。精神病を装って精神科を受診し、あっさり精神病と診断されたことが、論文や本の形で報告され、いかに精神科診断がいい加減かということが糾弾された。これについては前にも書いた。症状を伝えればその場で病室に案内されて、はい入院。用件を言えばその場で奥に通されていらっしゃいませという感じ。買い物に来たのと大差ない。ただ鍵をかけられ出られなくなるのが大きな違いで、幽閉され、医療とは名ばかりのひどい扱いを受けたというのが当時の記録にある。

もっとも、医療化が暴走したのと同じように、皮肉なことに反精神医学も暴走したため、燃え上がったのは一瞬で、ほどなく自然鎮火となった。反精神医学を支持する人々の**「精神障害は、病気ではない」という主張は、いくら何でも無理な話だ。**それに、当時の精神医療にひどい点があったといっても、それは部分的なものだ。一部のひどい精神医療が改善されたという成果を残し、反精神医学は滅亡した。

うつ病という記号

それから五十年が過ぎた。

21世紀前半、平成の日本。20世紀前半の反精神医学登場前夜と似た状況が発生している。**病気というレッテル貼りの乱発である。**

但し、当時とは大きな違いがある。当時のレッテルは「精神病」で、現代日本のレッテルが「うつ病」であるという違いだ。

うつ病とは何か。

誰でも生きていれば気持ちが落ち込むことはある。憂うつになることはある。「うつ」になることはある。それを病気と呼ぶのはなぜか。

内因性うつ病なら、間違いなく病気である。脳の病気だ。医療以外で治療することはできない。大部分の場合、薬を飲んで治療する必要がある。そして、薬は、内因性うつ病には驚くほどよく効く。

ニセ医者の章で、プラセボもうつ病の治療薬として結構いい線いっていることを紹介した。もちろん抗うつ薬のほうが効くのだが、プラセボとの差はそんなに大きくないという、権威ある医学雑誌に発表された研究データを紹介した。あのデータは、研究の対象となった患者に、内因性うつ病もそれ以外のもの（「心因性うつ病」と呼ぶべきものなど）も含まれていたからああいう結果になったのである。内因性うつ病であれば、プラセボ効果はほとんど期待できない。逆に、抗うつ薬の効果は絶大である。内因性うつ病だけを対象にすれば、抗うつ薬が圧倒的に有効というデータになったはずである。

ところがそういう研究はまず行なわれることはない。

研究のためには非常に多くの患者を対象にする必要があるのだが、するとその一人ひとりについて、内因性うつ病かそうでないかを検討することは事実上不可能だからだ。前にも言ったように、「内因性」と「心因性」を厳密に区別しようとするとそれはかなり難しいので、その区別自体は公式には放棄されているというのが今の精神科の現状なのだ。ではうつ病の公式の診断はどうするかということになると、診断基準というものを用いることになっている。症状の項目を列挙して、そのうちいくつかが当てはまれば、うつ病と診断する。原因がどうであったかはこの際問わない。第1章で厚生課長が、「こんなことなら誰にでもありますよね」と言っていた、あれだ。「まさかこんなもんで診断するんじゃないですよね？　精神科の先生はどうやって診断しているんですか？」、批判をこめて暗に彼はそう言っているようであった。

いや課長、精神科医も公式にはその診断基準を使って診断するんです。ただし課長が持ち出してきたのは、かなり簡略化された、診断基準の原文とは似て非なるものだった。「不安」とか「不眠」とかの項目だけでなく、それぞれが一定以上の強さがあることが、診断の条件になっている点が、本物の診断基準と、簡略化された診断基準の、一つの大きな違いである。

だがそれでも問題は残る。

一定以上の「一定」とは、では何なのか。「一定以上」と「一定未満」の境界はどこにあるのか。そして、誰がその境界を決めるのか。

境界というものは、揺れるものである。例外はない。どんなにはっきりと見える境界でも、元々は人がひいたものである以上、絶対ではない。地図を見ればはっきりとひかれている国境も、他の国の人は他のひき方をする。国境も揺れる。かかわる人々の思惑や、意図や、力や、外圧や、その他、たくさんのものが影響して揺れる。状況次第で、どちらにでも揺れる。揺れ続ける。どこが境界か、何らかの強大な力で決めない限り、コンセンサスが得られることはない。

うつ病に見られる一つ一つの症状は、今では広く知られている。「不安」とか「不眠」とか「疲れやすい」とか。いつの時代の誰であっても、自分について思い当たる項目はある。だが思い当たったとしても、

「こんなこと、誰にでもある」

「だから、私は病気ではない」

と考えたいという気持ちが、境界を「病気でない」という方向に押し戻していた。だから病院になんか行かなかった。それが大勢だった。

精神疾患に対する偏見があった。自分が、家族が、精神疾患であることを認めたくない、時には決して認めないという強い信念さえ発生させる、巌のような偏見があった。

そんな状況が変わりつつある。偏見が氷解し、「病気」という事実が受け入れられやすくなってきた。うつ病の診断基準の項目を見た人が、

「こんなこと、誰にでもある」

と思うところまでは前と同じでも、それに続いて、

「と思っていたけど、実は病気だったのか」

と考えるようになり、境界を「病気」の方向に押し戻すようになった。ストレス社会という風潮も心地よい追い風となった。

これも医療化の勝利である。うつ病には有効な治療法がある。ところがかつては受診しない人があまりに多かった。治療法があっても、肝心の本人が来なければ、医学の出番はない。治療を受けないまま、自殺などの悲惨な帰結に至るケースが跡を絶たなかった。そんな状況が変わってきた。うつ病のサインを自覚し、受診する人が増えた。二十世紀半ばに抗うつ薬が開発されて以来、研究発展を続けてきたうつ病治療が活用できる機会が大きく増加したのである。ようやく精神科医が、その力を発揮できる状況に変わった。

しかし別の意味でも当時とは状況が変わっていた。確かに飛躍的に多くの患者が受診するようになった。偏見に塗りつぶされた暗黒の時代を送っていた精神医療がようやく明るい光の中に出た。だが四方から差す光の中で社会を見渡してみると、精神科医もこう問わなければならない時代になっていたのである。

うつ病とは何か。

ひとりでにおこる「うつ」。原因のない「うつ」。本来のその人とは違ってしまった「うつ」。すなわち「内因性うつ病」。精神医学が真のうつ病として認知してきた内因性うつ病だけをうつ病と呼ぶ時代では、もはやなくなっていたのだ。**一定以上の症状があれば、公式にはそれはうつ病。原因は診断名とは無関係。現代ではそれが公認されたうつ病になった。**

一定以上の「一定」とは、では何なのか。「一定以上」と「一定未満」の境界はどこにあるのか。そして、誰がその境界を決めるのか。

同じ問いが繰り返される。ひとたび人が診察室を訪れたら、今度は境界を決めるのは医者だ。境界は動く。診察室の外の社会での状況と同じように、病気の方向に動く。

病気の方向に動くのは、決して迎合したわけではない。本人が「実は病気だったのか」と思ったからではない。そんなことをしたら主観至上主義のニセ医者診断である。と言いたいところだが、患者本人がうつ病の診断を求めている場合には、偉そうにニセ医者糾弾をしてもいられなくなる。患者中心は官軍宣言だ。すると「病気か、そうでないかの境界をひく人」は患者様にお任せすべきなのか。いや患者様ではなく顧客か。彼が、彼女が、自分が病気でありたいと考えれば、境界はどこまでも病気側にスライドしていく。顧客の言うことは多少不合理でも受け入れるのが世の掟だ。デパートに来た顧客が、**自分のような美人に似合うドレスを見せてくれと言う。**店員は、美人という自己認識は多少不合理ではないかと思う。

いや正しいと思うかもしれないが、大いに不合理と思うかもしれない。しかしこのとき、プロである店員のすべきことは、美人の境界をスライドし、美人の定義を大きく拡大することだ。必要に応じて無限に拡大してもよい。そして高価なドレスを売る。顧客もデパートも満足する。批判される筋合いはない。「美人は事実か誇張か」、そんなことは問題ではない。

だが『うつ』は病気か病気でないか」は問題だ。これには医師が答えなければならない。患者は顧客ではなく、患者なのだ。医師が病気と診断すれば、その瞬間に彼には病者役割sick roleが割り当てられる。ドクターストップを受ける権利が与えられる。

しかしそう言った瞬間に、それでも、いや、だからこそ境界を病気側に動かせという良心の声を医師は聴く。

ヒポクラテスバイアスである。

すべては患者のため。患者にとって、マイナスになりそうなことを、医師はしてはならない。ヒポクラテスの誓い。迷ったときにはヒポクラテス。この誓いに従っていれば医師は自分を納得させることができる。なにしろ逆らったら呪いにかけられるのだ。従うしかないではないか。そして、患者にとって最大のマイナスは、**「病気なのに、病気でないと誤診されること」**である。

病気か病気でないか、その境界線を客観的・科学的にひくことができないのは精神科診断学の宿命だ。どんな場合でも、病気の可能性はどこまでも残る。主観至上主義とまでは言えなくても、主観的症状が診断の重要な決め手の一つである以上、本人がうつだと言えば、病気でないという絶対の否定はできない。否定するとヒポクラテスの誓い違反になる。呪われた医者になる。そんな事態は誰だって避けたい。

さらには、鋭い眼を持って患者を見れば、病気のわずかなサインは見つかるものだ。

ハンマーバイアスである。

優れた専門的知識を持っていればいるほど、ごくごく微妙な所見の背後に隠れている病気を見抜く。いや見抜いたと信ずる。検査で診断を確定も否定もできない以上、見抜いてしまったら病気であるという疑いはいつまでも消えることはない。

ヒポクラテスバイアスとハンマーバイアス。これらがうつ病の診断の境界を病気の方にじりじりと、さらにじりじりと、もっとじりじりと、結果的にはとても大きく、動かしていく。

自分はそんなバイアスには惑わされない。病気か病気でないか、その境界を際限なく病気のほうに動かせば、人々は困惑するし、医学の信頼性は損なわれるし、結局は本人のためにもならない。鬼手仏心。批判を受けても、呪いや訴訟のリスクを負っても、安易な診断を下すことは避ける。ぎりぎりの所で踏みとどまろうとするそういう気骨ある医師の判断を、最後に一押しして曲げる力が現代にはある。

メンタルヘルス不調だ。

メンタルヘルス不調という概念。厚労省が認定している。**そこでは病気かどうかは問題で**

ない。病気未満でいい。ここにきて、診断をめぐるややこしい問題は一気に解消する。甘えでもメンタルヘルス不調と診断していいのだ。「メンタルヘルス不調」という病名はないから、診断書には「うつ病」と書く。『うつ』は病気か病気でないか」は問題ではない。『うつ』は病気か甘えか」も問題ではない。精神科医は診断について真剣に悩む必要はもはやない。爽やかな気持ちで診断書が書ける。うつ病でも、他の病名でもいい。それが患者のためだ。国も公認している。医師に付託された責務を果たすことができた。今日も一つよいことをした。

かくしてドクターストップが刻まれた診断書が診察室を出る。

突きつけられた人々は右往左往する。

うつ病だメンタルだスペードのエースだ。

本人に医師から病者役割sick roleが割り当てられたのだ。この瞬間から、その他の人には周囲の人役割が割り当てられる。

負担を軽くしてやらなければ。

精一杯支援してやらなければ。

仕事をカバーしてやらなければ。

……………。

でも、ほんとにうつ病なの。

ストレスで落ち込んだだけじゃないの。

「うつ」って病気なの。甘えとどこが違うの。

本人が「うつ」だって言ったら、医者はうつ病って診断するんじゃないの。

医者も商売だから、診断書なんかいくらでも書くんじゃないの。

医者は詐病を見抜けるのかな。

様々な思惑が醗酵していく。

しかし、その前に人はこう問わなければならない。

うつ病とは何か。

なぜか。専門家である医師が診断書に書いた病名を、なぜ問い直す必要があるのか。理由は明白だ。**診断書に記された「うつ病」という文字は、今や、病気も病気未満のものも含んだ記号と化しているからだ。**

第5章で引用した弁護士の回答。メンタルヘルス不調の部下への対応についての回答。診断書が出ていればそれは病気なので、医師の指示に従うべし。当然に思える。だがこの弁護士はひとつ重大な誤りを犯している。

診断書が出ているからといって、現代ではそれは病気とは限らないのだ。

「うつ病」「一ヶ月の休養を要する」

こう診断書に書かれているとき、医者からのメッセージの中心は「一ヶ月の休養を要する」のほうだ。**「うつ病」はつけ足しの記号にすぎない。**「うつ状態」でもいいし「自律神経失調症」でもいいし、何でもいい。病名である必要さえない。ただの記号なんだから「甘え」でも「怠け」でも、何でもいいというのが真実なのだが、そういう記号は患者の不利益になるからダメだ。中立な記号ならいい。赤信号の「赤」とか、もっと端的に「ストップ」でもいい。

この記号を「精神病」としたのが、二十世紀前半だった。反精神医学者に糾弾されたのは、次のような診断書を発行していた精神科医だった。

「精神病」「社会からの隔離を要する」

このとき、医者からのメインメッセージは「社会からの隔離を要する」のほうだった。「精神病」はつけ足しの記号にすぎなかった。ただの記号なんだから「不適応者」でも「逸脱者」でも「反体制者」でも、何でもよかったというのが真実だったのだが、そんなことは書けないので「精神病」と書いた。

医療化。ご都合主義の医療化。後づけ診断。結果論診断。何と呼んでもいいが、病名が権威づけの記号として用いられているという点では、二十世紀の反精神医学のころも二十一世紀の現代も同じだ。但し反精神医学当時の医療化の結果は隔離だった。本人の意思に反する隔離だった。それを見た人々が、反精神医学的思想を持つのは当然だった。医療の名の下に不当な扱いがなされているという批判は当然だった。医療化の暴走を止めようとした厳しい批判の洗礼、それが反精神医学だった。だからそんな医療化は止められた。

記号が「精神病」から「うつ病」に変わった現代は、本人を強制的に隔離するわけではない。逆だ。**本人を休ませ、保護する。**医の倫理にかなっている。ように見える。だから反精神医学のような反発はない。または少ない。またはできない。医療化に反発したり、疑問を投げかけたりすれば、それは病気に理解がない人として非難、糾弾の対象になる。患者中心は官軍。それに逆らえば賊軍。だからみんな黙っている。医療化が止められない。

もう一つ、当時との違い。それは、当時の「精神病」は、表面的な症状以外には、病気であるという証拠が何もなかったのに対し、現代ではうつ病という病気の医学研究がかなり進んでいるということだ。うつ病の脳科学的な解明が日々進んでいる。科学をバックにしたうつ病という診断に、本当に病気なのかという疑惑を向けることは不可能である。うつ病は病気だ。「医療化」という批判そのものが成り立たない。

ここに混乱がある。

そんな「うつ病」という病気と、診断書に書かれている「うつ病」という記号は、別のものなのである。

診断書に書かれている「うつ病」。それは、休養すなわちドクターストップを命ずるための便宜的な記号にすぎない。その記号の意味するものは、人間の心身のあらゆる不調だ。メンタルヘルス不調。そこには甘えも含んでいる。怠けも含んでいるかもしれない。それはもはや、医学的な診断名ではない。だから、うつ病の診断書を見たら、人はこう問わなければならない。

うつ病とは何か。

本章で繰り返し書いてきたこの問い。しかし今回は意味が違う。次のように言い換えることができる。

診断書に書かれている「うつ病」とは、何を意味する記号か。

それによって、周囲の人々の取るべき行動は違ってくる。

病気なら、医師の指示に従う。あの弁護士の回答は有効だ。病気ならドクターストップは絶対である。だが、医師が病気か病気でないかの判断を放棄し、メンタルヘルス不調に「うつ病」などの記号をつけて呈示しているとき、弁護士のもう一つの回答、すなわち「病気でなければ、社会的常識で判断する。時には厳しい対処も必要」がクローズアップされることになる。

「病気ではなく甘えなので、厳しく対処したい」、本書第1章、厚生課長の言葉が思い出される。だが「病気でない」から即「厳しく」というのは、あまりに短絡的である。そのような短絡反応が生じる背景には、病気とは思えない人々が、病者役割 sick role という特権を振りかざしていたことに対する反動がある。

社会学者のパーソンズが提唱した病者役割 sick role の第一は、義務からの解放であった。

第二は、自己責任の免除であった。病気でもない人にこんな特権が与えられることが許されるはずがない。病気だからこその特権。病気という不運な状態にあるからこその特権。その状態から回復するまでの特権。だから病者には、特権の裏返しとして、回復を目指すという義務もあるのだ。

パーソンズの病者役割という言葉は、医学界では比較的よく知られている。前にも書いた通り、第一が義務からの解放、第二が自己責任の免除である。だがパーソンズの著書『社会体系論 The Social System』には、第三、第四の病者役割も記されていることはあまり知られていない。

第三は、「回復への意図を持つ」という役割である。早く治って病者役割という割り当てから脱しようという意図を、病者は持たなければならないと、パーソンズは明確に記している。第四の役割は第三と密接に関連した、「回復に向けて、医師の指示に従うこと」である。いずれも、病者役割からの早期離脱を目指すという義務である。

病者役割は、第一から第四までの四つがセットになってはじめて社会の中の役割として成立している。病気であれば、これら四つセットの病者役割が、医師によってその人に割り当てられる。その瞬間から、本人の周囲の人には、病者役割を尊重するという周囲の人役割が割り当てられる。ドクターストップには逆らえないというのが社会の掟だ。

では病気でない場合はどうなるのか。

弁護士の言う通り、本人への対応は「社会的常識で判断する」のが正しいということになる。医学の手からは離れる。

だから私は、ここで本書を結びとしたい。

あとは社会常識でよろしく。

…………。

…………。

いや、こういう終わり方はないか。これではいかにも中途半端だ。本書のタイトルは『「うつ」は病気か甘えか。』なのだ。結論が「社会常識でよろしく」、つまり、病気か甘えかは社会常識で決めてくださいというのではあんまりというものだろう。私には著者として、もっと気のきいたまとめ方をする義務がある。

しかし第6章でこの問いが無効とわかった時点で、本書のプランは完全崩壊している。『うつ』は病気か甘えか」という問いには意味がない。なぜなら「うつ」も「うつ病」も、今や病気も病気未満も含んだ記号と化しており、だから「甘え」も含まれているからだ。「病気か甘えか」ではない。**「病気も甘えも」**なのだ。それに気づいてから書き足したこの最終章のはずの第7章、どうにも認めたくない結論が見えてきたので、「あとは社会常識でよろしく」と私は軽く逃げ出したいのだ。なぜって、病気でないものを際限なく医療化している現代の状況は、反精神医学のころと同じではないか。だから反精神医学からの批判が亡霊のようによみがえる。微妙に形を変えてよみがえる。そんなものを私は見たくない。見たくないが、もう231ページに書いてしまった。一つ目はこれだった。

「精神障害というレッテルは、医者や家族や社会が自分の都合で貼ったものにすぎない」

これは現代ではほとんどそのまま、

「うつ病というレッテルは、医者や家族や社会が自分の都合で貼ったものにすぎない」

ということになる。「医者や」と「家族や」の間に「本人や」が挿入されることもあるかもしれない。

ここまできたらもう見て見ぬふりはできないので次も見てみよう。反精神医学からの批判として紹介した二つ目。

「病んでいるのは本人ではない。周囲である」

これは現代の日本ではたとえば次のように変わる。

「病んでいるのは本人ではない。社会である」

そして三つ目。

「精神科医は、貪欲にも領土を無限に拡大しようとしている」

これはそのままだ。主観市場主義である。

次。

「無軌道な医療化を止めよ」

これもそのまま。次。

「精神障害は、病気ではない」

反精神医学の自滅につながった極論だが、これは、

「うつ病は、病気ではない」

いや、それはさすがに極論というか、明らかな間違いだ。だが、

「診断書に書かれている『うつ病』という記号は、病気とは限らない」

なら正しい。

だから私は何気なく逃げ出したいのだ。あとは社会常識で適当にやってほしい。私は診察室に戻り、ヒポクラテスの誓いにそった医療を続けたい。求められれば診断書を書きたい。

「うつ病」「一ヶ月の休養を要する」

だがこのように診断書に書かれているときの「うつ病」は、病気とは限らないのだ。「一ヶ月の休養を要する」はドクターストップだが、病気でないのにドクターストップをかけるのは、医師の越権行為である。無効なドクターストップが幅をきかせている限り、人々は右往左往する。

すると、社会のためにも、本人のためにも、こう言うしかないではないか。

ストップ・ザ・ドクターストップ。

終章

あなたは「うつ」をどう読み解くか

——うつ病講義ノートより「症例JE」

江藤 淳 えとう・じゅん　昭和7年12月25日生
昭和31年漱石神話を破壊し、作家の実像に迫った「夏目漱石」で評論家の第一歩をふみ出し、37年「小林秀雄」で戦後を代表する地位を築く。同年ロックフェラー財団研究員としてプリンストン大学に留学
……
現代評論家人名事典　日外アソシエーツ

本書の結びとして、読者を医学部臨床講堂にお招きしよう。講義のタイトルは、「精神科診断学・うつ病」だ。

今回、臨床例として取り上げるのは、症例ＪＥである。自殺例だ。すでに開示してしまったが、ＪＥとは文芸評論家・江藤淳である。それでも「症例ＪＥ」としたのはケースレポートの伝統的な表記法に従ったものである。これから開示する彼の個人情報などはすべて、すでにＪＥ自筆の文章などで一般公表されているものである。

講義の時間は限られている。早速ケースレポートを始めよう。

症例ＪＥ　66歳　男　文芸評論家　（1932-1999）

ＪＥは慶應義塾大学在学中に、『夏目漱石』を発表し、気鋭の文芸評論家として注目されていた。妻のＫ子夫人は大学の同級生で、卒業と同時に二人は結婚、ＪＥは本格的な執筆活動に入る。同世代の石原慎太郎や大江健三郎とともに新世代の旗手と呼ばれ、精力的な活動を続けていた。

傑出した文芸評論家であると同時にＪＥは、愛妻家、愛犬家としても知られるようになる。ＪＥにとってＫ子夫人はただ一人の家族であるとともに、秘書役をこなすパートナーでもあった。Ｋ子夫人はＪＥが執筆中は外出せず、来客や電話に対応し、ＪＥが仕事に専念できるよう気を配っていた。ＪＥは書斎にＫ子夫人の写真を置き、本ができ上がると感謝の言葉を添えて真っ先にＫ子夫人に贈った。夕方に一緒に散歩する姿から近所では「一卵性夫婦」などとも呼ばれていたという。ＪＥを紹介する雑誌には、Ｋ子夫人との仲睦まじい様子の写真が何枚も掲載されている。

ＪＥは評論以外に多数のエッセイも出版しているが、その中には「わたしはあまりからだが丈夫でなかった。」「物心がついてから病気ばかりしていた。」などの記述も見られる。一方、Ｋ子夫人は体力にも自信があり、41年の結婚生活を通して、病気らしい病気を患ったことはなかったという。

ＪＥが出版した多数のエッセイ集のうちの一冊が、今ここにある。『仔犬のいる部屋』と題されたそのコンパクトな作りの本の目次の裏には、「装丁・挿画　江藤慶子」と小さく記されている。本の中にあるＫ子夫人の手によるイラストは、二人で飼っていた仔犬が魚の絵本を眺めている姿。ＪＥのエッセイには、その絵本もまたＫ子夫人の手製であると書かれている。「内助の功」という言葉は今はあまり聞かれることがなくなったが、ＪＥの文芸評論家としての膨大な業績は、Ｋ子夫人の支えがあってはじめて成し遂げられたものであることを疑う人はいない。

１９９８年2月、そんなＫ子夫人が、軽い身体不調から精密検査のため入院する。ＪＥに伝えられた検査結果は、脳腫瘍であった。すでに体の18ヶ所に転移があり、余命が３ヶ月から6ヶ月であることが、医師からJEにはっきり告知された。JEは妻には病名を告知しないことに決め、献身的な看病の生活に入る。このころのJEのK子夫人への寄り添いは、鬼気迫るものであったと伝えられている。大学での講義を休み、病院近くのホテルに泊まりこみ、少しでも長くK子夫人のそばにいようとした。ついには昏睡状態になったK子夫人にも、水滴がたれる顔をふき、「大丈夫だよ」と話しかけていた。

二人の生活を突然襲った病。JEはこのころの一部始終を回顧する文章を文藝春秋誌に綴っている。後に『妻と私』と題されて出版されたその本のあとがきには、「私がこれまでに書いて来た文章の中で、これほど短期間にこれほど大きな反響を生んだものは、ほかに一つもない」と記されている。

1998年11月、K子夫人他界。

告別式の準備中、JEは強い疲労感を覚える。以下カギ括弧内は『妻と私』からの引用である。

「……自分がひどく疲れていることがよくわかった。その疲労は、生と死の時間、いや、むしろ依然として家内と一緒に過ごしていた死の時間のなかにいて、突然出現した日常性と実務の時間を見上げているという、心理的なとまどいだけからもたらされたものではなかった。

恐らく家内の絶命とともに、死の時間そのものが変質したのである。それはいまや私だけの死の時間となって、現に生理的に私の身体まで脅かしはじめている。そういうほとんど絶望的な自覚が、今まで一度も感じたことのないこの深い疲労感の底には潜んでいた。」

「ただ私だけの死の時間が、私の心身を捕え、意味のない死に向って刻一刻と私を追い込んで行くのである。」

解説を加えるのは蛇足であろう。いつかは来るとわかっていた日が来た。引用したのはごく一部にすぎない。言葉にできない苦悩をＪＥはいかに言葉で表現したか。『妻と私』のＪＥの文章を是非お読みいただきたい。ケースレポートを続ける。

この後、ＪＥは過労が原因の急性前立腺炎になり、入院を勧められたが、喪主としての務めがあるため拒否した。

仮通夜でのＪＥ。

「神官の降神の祈りの声が響き渡ると、悲しみが胸に込み上げて来て、堪えられなくなった。(中略）胸中の悲哀はあたかも底のない井戸ででもあるかのように、いつ汲み尽せるとも知れない。」

告別式の日のＪＥ。

「その一人一人に満足に挨拶もできず、時の経過とともに一層深く死の時間に引き込まれつつある自分が、腑甲斐なくて仕方がなかった。」

告別式のあと、ＪＥは高熱のため入院、一時は昏睡状態に陥ったが、ほどなく退院し、執筆活動に戻った。１９９９年2月のことであった。身体的にも精神的にも元気を回復していることは明らかに見えた。この時期に綴ったのがK子夫人との闘病生活記『妻と私』である。それが文藝春秋誌に掲載され、大きな反響を生んだのは1999年の5月であった。

ところが、それから間もない1999年6月、JEは脳梗塞の発作に襲われる。幸い軽度なもので、意識には全く問題はなく、手足のしびれと舌のもつれが若干あったという程度で、ほどなく始められたリハビリには、意欲的に取り組んでいるように見えた。

翌月の1999年7月、突然の自殺。遺書が残された。

遺書
心身の不自由は進み、病苦は堪え難し。
去る六月十日、脳梗塞の発作に遭いし以来の江藤淳は形骸に過ぎず。
自ら処決して形骸を断ずる所以なり。
乞う、諸君よ、
これを諒とせられよ。
平成十一年七月二十一日
江藤淳

以上の経過の要約を次ページの経過図に示す。

自殺への経過図

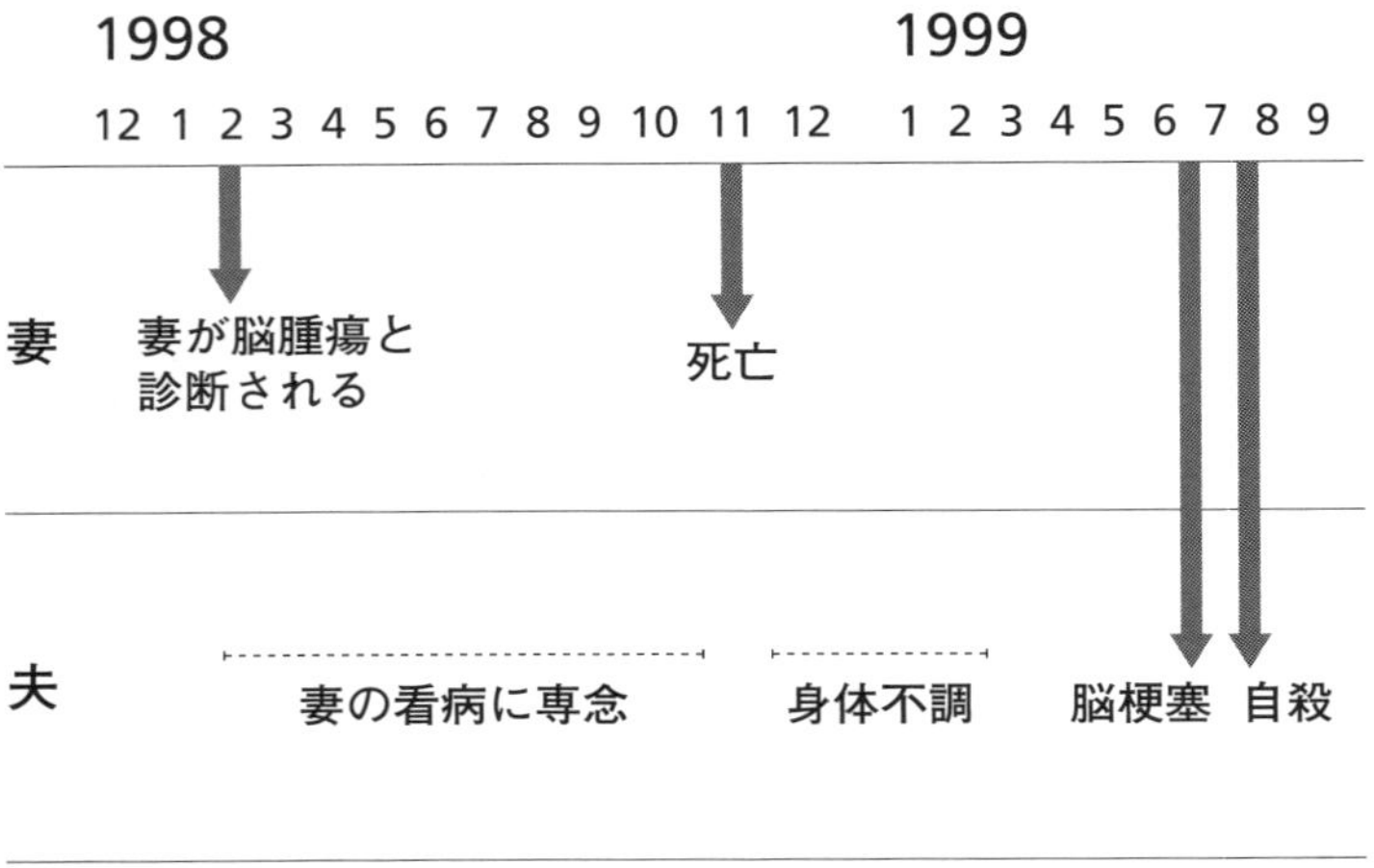

文学者が遺書の中に記した「諒とする」という言葉を、いかなる理由があるにせよ、他の言葉に言い換えるのは不適切であろう。だが学生からはしばしば、「諒とする」という言葉の意味がわからないと質問されるので、無理を承知で言い換えると、「諒とせられよ」とは、「了解してほしい」「認めてほしい」「責めないでほしい」といった意味ということになろうか。それが、20世紀を代表する文芸評論家JEが、最期に人々に投げかけた言葉だった。

　では、読者はJEの自殺を諒とされるだろうか。これが、問いの1だ。

問1　諒とするか

学生にこれを問うと、答えは概ね三つの立場に分かれる。JEが自殺した1999年当時の人々の意見もそうであった。第一の立場の代表はこれだ。

あれは後追い心中ですよ。そう解釈したらもう、ただただ認める以外に無い。日本人だからできたんだろうな、美しいじゃないか。今さら何を言っても詮ないね。(67歳、男、知事)

知事。東京都知事だ。JEと同時代に作家としてデビューした、石原慎太郎の言葉である。当時、発言したのは有名人だけではない。JEの自殺を諒とするか、しないか。新聞社が広く意見を募集し、多くの人々がそれに応えている。最終的にはそれは『江藤さんの決断』という一冊の本にまとめられた。例を挙げよう。いずれもその本からの引用である。

「脳梗塞に遭いし以来の江藤淳は形骸に過ぎず」との言は、理性による判断力を失いつつある自覚の表出であろう。尊厳の根拠を全く喪失する前に、自らの決断で知識人としての人生を終結した、この自尊心に敬服する。(28歳、男、会社員)

私は江藤氏の決断に深く共感する。遺書を読むと、氏が病の発作に悩まされ、心身の不自由が進んでいく事に、精神の崩壊を感じ取ったのではないか、そして己が人間としての存在

が喪失されていく将来に耐えがたかった事がうかがえる。(51歳、男、自営)

以上が第一の立場。「諒とする」という意見である。JEの自殺が報道された直後は、この立場が圧倒的に多かった。

だがもちろん「諒としない」という、第二の立場がある。

江藤氏のニュースを聞いての最初の印象は「卑怯、愚行、無責任」ということでした。そして、次に不思議に思ったのはコメントする有名人、ニュースキャスターなどがそろって同情的な発言だったこと、夫婦愛の帰結といった風で、肯定的なのが気になります。(30歳、男)

「形骸と化した自分を処断する」のなら、同じ病状に苦しみ、懸命にリハビリに取り組んでいる幾多の人々を、江藤氏はどう見ておられたのだろうか。それらの人々を無視する発言ではないか。(45歳、女、無職)

他にも、「『愛』の名目で美化すべきではない」「『病苦は堪え難し』の遺書は、『では私たちの苦しみは何なのよ』と叫びたいような気持ちになりました」「『老い』を漆黒の『形骸』

ととらえてはならない」など、「諒としない」という立場の意見も多数あった。遺書にある「形骸」という言葉に対しては、反発が強かったと『江藤さんの決断』の編集長は記している。

そしてさらに、第三の立場がある。

かけがえのない命を自ら絶つとは、ときれいごとは誰でも言える。しかし、自分自身、ぎりぎりの状態に追い込まれた時、江藤氏の選択も一つの方法と考える。それを他人が許すとか許さないとか論ずること自体がおかしいのではないか。（26歳、男）

死と真向かっている時の「究極の選択・決断」「人間の尊厳」については、第三者がとやかく言うべきではなく、本人の選択・決断を尊重することが大切で、ひいてはそれが「人間の尊厳」につながると思うのである。（61歳、無職）

以上、第三の立場は、「第三者には意見を言う資格はない」と言えよう。

ここまでをまとめる。ＪＥの自殺を諒とするかという問い。答えは三つに分類できる。

第一、諒とする。

第二、諒としない。

第三、意見するべきでない。

読者はどの立場を支持されるであろうか。JE自殺までの経緯をケースレポートとして読まれた直後の意見はどうだったか。いま、他の人々の声をお聞きになってからの意見はどうか。ご自分がいまおかれている状況によっても違ってくるかもしれない。他人の行動を評価する時、人はその行動を自分に重ねて考える。すると、諒とするか否かという問1の前に、本来はこの問2が必要であろう。

問2　自殺の理由は何か

一年間の我が国の自殺者数は約三万人。自殺は現代日本の大問題であり、精神医学に対策が求められている課題でもある。もし自殺を少しでも減らそうとするのであれば、自殺を予防しようとするのであれば、原因の分析が最重要とも言える作業である。統計がある。厚生労働省が毎年発表している。原因についてはほとんど同じデータが何年も続いている。

次のグラフによれば、最も多い理由が「健康問題」で、「経済・生活問題」がそれに続いている。

すると、自殺の最も多い理由は健康問題で、経済・生活問題がそれに続くのであろう。とつい自然に納得してしまいそうだが、データとは、結果だけを見たのでは決して真実に

自殺の理由

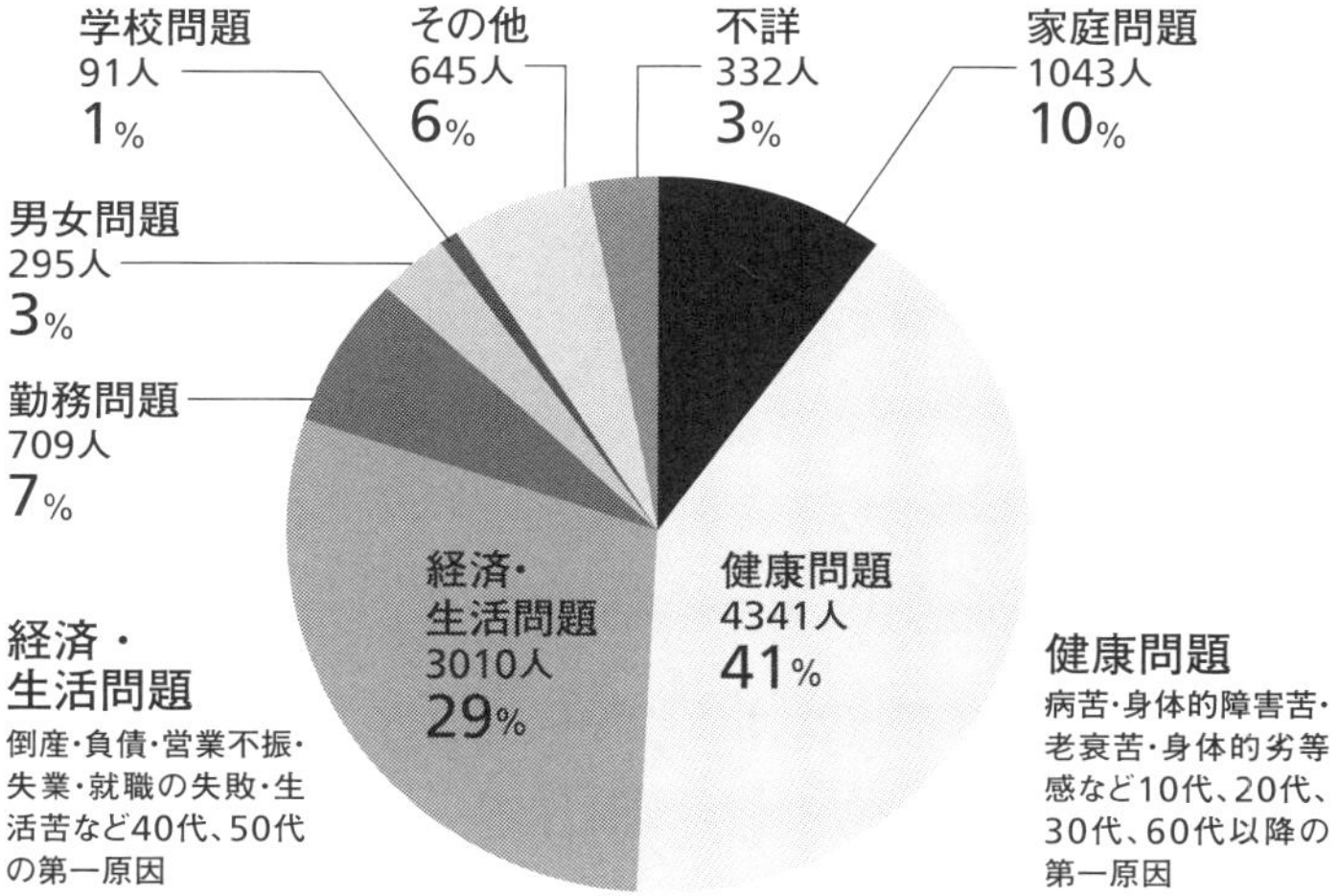

到達できない。そのデータがどのようにして得られたものかに目を向けなければならない。新聞社の世論調査でも、政府の統計でも、この注意点は同じだ。それが自殺の理由の統計であれば、まずこの疑問をクリアしなければならない。

自殺の理由というものは、なぜわかるのか？

すでに本人はこの世にない。すると推定する以外にない。いくら統計的事実といっても、自殺の理由は常に推定でしかない。推定結果がグラフになっているだけだ。**真の理由は永遠にわからない。**そんな状況の中、もし遺書があれば、推定のための貴重な資料になる。

ＪＥには、遺書があった。

あらためて読み直せば、そこにはＫ子

夫人のことは何も書かれていない。純粋に遺書の文面だけに目を向けてみる。「脳梗塞の発作に遭いし以来の江藤淳は形骸に過ぎず。自ら処決して形骸を断ずる所以なり。」を動機と読み取る以外にない。

するとJEの自殺はグラフの中では「健康問題」という最もありふれた理由の一サンプルの中に解消されてしまう。

抵抗感がある。

なぜか。

われわれはJEについて、遺書に書かれている以上のことを知っているからである。だがこういうケースはむしろ例外中の例外だ。多くの自殺事例ではごくごく表面的なことしかわからない。表面的にわかったことをもとに統計が算出される。統計とはサンプルの集合であって、そのサンプルには顔がない。声がない。心がない。人間がない。**人間が失われるのは統計の常だ。**それはそれで意義がないわけではない。統計は統計、人間は人間だ。JEが残した記録に目を向ければ、統計の一サンプルにすぎないJEではなく、人間としての江藤淳が見えてくる。このとき、自殺の第一の理由と推定されるのはこれだ。

「妻の死亡」

「後追い心中」と断言する石原慎太郎をはじめとして、『江藤さんの決断』に寄せられている人々の意見も、自殺の理由としてK子夫人との死別を第一と考え、それを前提に、「諒とするか、しないか」を述べているものが最多であった。

そして第二に挙げられるのが、

「脳梗塞」


である。さらには、これら要因の複合による心身の疲弊も考えられるが、いずれにせよポイントは「妻の死亡」と「脳梗塞」である。

しかしこれはうつ病の講義だから、私がうつ病の説明をするためにこのケースを呈示しているのは明白である。だから第三の推定として、「うつ病にかかってしまって、自殺したのではないか」という質問というか意見が当然に出てくる。「そうだとしたら、治療をすれば助かったのではないか」「そう考えると、『諒とする』なんて、とんでもない話だ」という、医学生らしい意見も出てくる。

『江藤さんの決断』の中にも、番外的立場として「うつ病説」がある。


江藤氏の自殺もうつ病による自殺と思えてならない。それは死期の定まった妻への看護による精神的・肉体的な疲労の蓄積、そうしたなかで迎えた妻の死と精神的な脱落感、自分自身脳梗塞の後遺症による身体の不自由などが重なり、うつ病状態にあったと私には思われる。なかんずく生きるうえでの大きな支えであった妻を喪ったことが絶望感に拍車をかけたのではないか。（中略）　江藤氏も専門医の診断を受け治療を受ければ危機を脱け出せたのではな

いかと思え残念でならない。(59歳、男、団体職員)

ＪＥの自殺は１９９９年。『江藤さんの決断』に寄せられた意見の中に、うつ病説はたった一つしかない。当時と比べうつ病の認知度がはるかに高い現代に同じように意見を募れば、おそらくうつ病説はもっと多くなるであろう。うつ病なら治る。うつ病による自殺は防げる。だからＪＥについても、うつ病だったのではないかという視点は癌の早期発見と同じくらい重要である。特に、将来において治療を担当することになる医学生にとっては。

すると、この講義の問３としては、「ＪＥは、うつ病だったのか」が来ると予想されるところだが、ここは予想を裏切る。問３はこれだ。

問３　ストレスに耐えかねての自殺と、うつ病による自殺は、どこが違うのか

問３を図にするとこうなる。

A　ストレス（妻の死、自身の病）
↓
うつ病
↓
自殺

B　ストレス（妻の死、自身の病）
↓
↓
↓
自殺

この二つはどこが違うのか。それが問3である。

妻が癌と診断されてから他界までの約一年間、JEが強いストレス下にあったことに疑いはない。

強いストレスは人を落ち込ませる。絶望させることもある。そして自ら死を選ばせることはある。

すると、

「うつ病による自殺」（A）

と、

「ストレスによって、【うつ病にはなっていないが】、絶望したことによる自殺」（B）

は、どこが違うのか。

そんなことは考えたこともないのが普通だ。医学生であっても同じである。だから問3が呈示されると、講堂には困惑の空気が漂い、沈黙に支配される。そして学生は考える。うつ病はストレスによってなるのだから、この二つは同じものなのではないかと。そう考えるのが普通だ。しかしそれは重大な誤りである。


「うつ病」というと、それなりの心理的理由があっておこる心理的反応、と多くの方が思い込んでおられるのではないでしょうか。


第3章でご紹介した1996年に出版された笠原嘉の本の、この一文を思い起こしていただきたい。柔らかい語り口の問いかけだが、つまりこれは、「それは違いますよ」と言っているのである。

笠原の本がこの記載から始まっている通り、うつ病とはどのような病気かの正しい理解のためには、まずこの地点に軸足を置く必要がある。

問3に当惑する講堂の前面スクリーンに、この一文のスライドを映し出す。症例JEのケースレポートから始めた「精神科診断学・うつ病」の講義。ここまでは長いイントロであった。ここからが診断学の本題である。

「うつ病」とは、本来は、理由なき「うつ」を指す病名である

ストレスがあれば落ち込むのは人として当然。ストレスがないのに落ち込めば、それは病気。これが、うつ病という病気理解の出発点である。

喜怒哀楽は、人の常。人の感情は動く。理由があって動くのは健康な反応であって、病気ではない。だが理由がないのに動けばそれは病気。だからうつ病という病気の最大のポイントは右の一文になる。

しかし「理由がない」という表現は、常に矛盾である。物事には理由がある。但しその理由は人間の目には見えないことがある。だから理由とは、「不明」であっても、「不存在」ということはない。では**理由なき「うつ」の、真の理由とは何か。**ヒポクラテスがこの「理由」を、黒い胆汁であるとしたのは第1章でご紹介した通りである。そこから現代まで、うつ病研究には二千年以上の歴史があるのだが、講義の時間は限られているので、二十世紀後半まで一気に飛ばす。それは笠原嘉の『軽症うつ病』が出版された時代である。理由なき「うつ」の理由は、胆汁でないことは確かだが、その人の内部にあることもまた確かである。だからこの理由を「内因」と呼ぶ。このころまでにしかし、理由ある「うつ」も、それを病

気と呼ぶかどうかはともかくとして、医学的治療が求められるようになっていた。だから笠原の本では「うつ」の原因として、「内因性」「心因性」「器質因性」の三つが記されていた。この三分類を少し詳しく記したのが図である。これは現代では「従来分類」とか「伝統的分類」と呼ばれるもので、基本的には二十一世紀の今でも有効な分類である。

(1)内因性うつ病…双極性障害（躁うつ病）／単極性うつ病
(2)心因性うつ病…神経症性うつ病／反応性うつ病
(3)器質因性うつ病…脳の病変による

(1)**内因性うつ病**の中の、「単極性うつ病」が、理由なき「うつ」、笠原の言葉で言えば「ひとりでにおこるうつ」である。

「うつ病なんか甘えだ」「うつ病は心の弱い人がなる」、世の中には本音としてそういう意見を持っている人も多い。だが内因性うつ病の人に一人でもお会いになれば、その考えが大きな間違いであることに気づく。理由なく落ち込む。それも激しく。元々のその人とは全く変わってしまう。通常ではとても考えられない落ち込み。しかもそれに見合う理由がないとなれば、これは病気だと誰もが認めざるを得ない。さらに、抗うつ薬治療によってきれいに治るところまでを目の当たりにすれば、その認識は確信に変わる。うつ病は脳の病気である。甘えや心の弱さとは次元が違う。

しかし(2)**心因性うつ病**になると、話は変わってくる。心因とは、ストレスを指す。ストレスが原因で落ち込んだ、それが病気か？　一応は「うつ病」と名前がついているが、これを病気と呼ぶかどうかは人によって意見が分かれる。だが多くの人は漠然と、うつ病とはストレスが原因でなるものだと思っている。ストレス神話である。神話とは、無条件で人々が信じている限りは安定した地位にあるが、ひとたび疑われれば、一挙に崩れ落ちる。無条件の信仰の裏にはしばしば、疑うことへのタブーがある。「ストレスが原因で落ち込んだ、それって病気か？」は、本来は自然な問いのはずだが、**問い自体がタブーになることによって、「心因性うつ病」の地位は維持されている**という事情がある。

それはともかくとして、心因性うつ病は、二つに分けるのが普通だ。一つは「神経症性うつ病」。落ち込みやすい性格の人が、何かのストレスで落ち込んだということだ。だから神経症性うつ病は病気ではない。**性格の問題だ。**という考え方も一理ある。「ストレスが原因で落ち込んだ、それって病気か？」という問いを禁止するタブーから解放されればの話だが。

もう一つの「反応性うつ病」の方は、性格とはあまり関係なく、大きなストレスで落ち込んだということだ。性格の要素が大きい「神経症性うつ病」とは対照的に、「反応性うつ病」となると、むしろ**ストレスの大きさがポイントになる。**大災害とか、大きな不幸とか、誰にとってもとても大きなストレスが、その人にふりかかり、激しく落ち込む。それが「反応性うつ病」だ。これは人間としての正常な反応であって、病気ではない。という考え方も一理ある。「ストレスが原因で落ち込んだ、それって病気か？」という問いを禁止するタブーから解放されればの話だが。

心因性？

症例JEが、もしうつ病だったとすれば、反応性うつ病だったと考えるのが自然だ。笠原嘉の本でも、心因性うつ病の代表的な原因として、「近親者の死」が挙げられている。『江藤さんの決断』の中で唯一うつ病説を唱えている59歳男性の記述、**「死期の定まった妻への看護による精神的・肉体的な疲労の蓄積、そうしたなかで迎えた妻の死と精神的な脱落感、自分自身脳梗塞の後遺症による身体の不自由などが重なり」**は、心因によってうつ病になったという推定である。この男性がまさに書き連ねているストレスが蓄積し、うつ病になった。とすれば、心因性うつ病の中の、「反応性うつ病」にあたる。

「やっぱり江藤さんはうつ病だったんですね」

時に、こういう気の早い学生の発言が講義の流れを乱すものである。

いや、さっき言ったばかりだけど、**心因性のうつ病は、はたしてうつ病と呼んでいいのか、病気と呼んでいいのか、**意見が分かれるところで、と説明を続けようとすると、

「結論はどっちなんですか」

と二者択一を迫ってくるのは、デジタル世代だからか、それとも学生個人の性格からか、それはともかく、質問されたからには権威ある答えをしなければならない。たとえば。

「医学的治療で治るのなら、病気と診断すべきである」

と重々しく答える。

これは説得力ある答えのようだが、どうか。ここには一種のごまかしが混入している。それは「治る」という言葉である。

治るとはどういうことだろうか。治るという言葉を使った時点ですでに、その状態が病気であることが暗黙の前提になっている。

とても大きなストレスで落ち込んでいる。苦悩している。

そんな人に対して、人がすべきことは、治すことなのか。

仮にの話、もし妻を喪ったJEの悲しみを、薬で消すことができたとしたら、そうするのは正しいことなのか。それも「医学的治療で治る」ということになるのか。

JEのように悲嘆に暮れている人を前にしたとき、人がするべきことは何か。治すことか。寄り添うことか。理解しようとすることか。

『江藤さんの決断』に投稿したすべての人々は、JEを理解しようとしている。その上で、称賛したり、非難したり、共感したり、あるいは軽蔑したり同情したりしている。

しかし、うつ病と名づけた瞬間から、それは病気ということになる。彼の心情や思考は、**病気に影響された病的なもの**ということになる。すると称賛するのも批判するのも見当違いだ。病気がさせた心の動き。病気がさせた思考。自殺は「江藤さんの決断」ではない。「病気がさせた決断」である。裁判であれば、その自殺は自由意思ではなかったという判決になる。

ストレスがあったのは事実だ。心因があったのは事実だ。だがJEは、それによってうつ病という病気になったのではなく、あくまでも本人自身の判断で死を選んだ。人々はそう考えた。そう考えたからこそ、諒としたり、諒としなかったり、あえて意見することを差し控えたりした。

治療する立場の医師や医学生からすれば、もし治せるのであれば、救えるのであれば、何でも病気と名づけて治療すべきなのか。**医療化すべきなのか。**

その答えはともかくとして、病気と名づけるかどうかは、このように、状況や立場によって揺れ動く。目的によって揺れ動くと言ってもいいかもしれない。揺れ動くのは柔軟な姿勢とも呼べるし、ご都合主義とも呼べる。どう呼ぼうと、その呼び方にかかわらずはっきりしているのは、病気と名づけるかどうかという判断は、医学的な立場だけで下すことはできないということだ。その人物にかかわった人々、その人物を取り巻く人々の、医学とは全く別の立場からの判断も、医学と同じか、時にはそれ以上に重視しなければならない。

ただし、ここまでの話は、心因性のうつ病の話だ。ＪＥは、妻の死と、脳梗塞、おそらくはその複合によって、絶望し、自殺した。そんな彼の状態をもたらしたのは、心因であるということを前提とした話だ。

ＪＥの経過を見る限り、動かせない前提に見えるが、**それを疑うところから真の精神科診断学が始まる。**

内因性？

ＪＥが内因性うつ病であった可能性はどうか。

何を見当違いなことを言うのかと思われるかもしれない。だって彼の悲嘆には明らかに原因があるではないかと思われるかもしれない。しかし、何らかの出来事をきっかけにして、内因性のうつ病が誘発されることがあるのだ。内因性うつ病は、「ひとりでに」発症するのが本来だ。「原因がない」ように見えるのが本来だ。真の原因はその人の内部、脳内にあるというのが内因性うつ病だ。

だが、**現実に人が生きている場面で、文字通り何の出来事もないということはあり得ない。**

人の心の変化が見られたとき。喜怒哀楽が見られたとき。それには原因があると誰もが考える。何が原因だったのだろうと考える。そして振り返って思いをめぐらすと、何かそれらしい原因に思い当たるものだ。出来事ゼロという人生場面があり得ない以上、それは当然といえば当然だ。

たとえば第2章の最後に、内因性うつ病の典型としてご紹介したケース。転職後、これといった原因がないのに、だんだん心身が不調になり、ついにはうつ病となったという経過だった。

あのケースにしても、転職が原因の「心因性」うつ病だったという見方もできないことはない。

本人はこう言っている。転職は別にストレスでも何でもなかった、むしろ生き生きと仕事をする場が与えられて喜んでいた、と。

だがそれは実は表面的なことにすぎず、実は転職によって発生した新たな人間関係が、あるいは仕事上の新たな課題が、無意識の中では大きなストレスになっていた。生き生きと仕事ができていたというのは逆で、本当はつらいことが多々あったのだが、それを打ち消そうという心理が、彼自身にとっては「生き生き」という感情に変化していた。そうしなければならないほど、強いストレスがあった。

というように、**深読みすれば、いくらでも原因を考えることができる。**それを深層心理と呼べばそれらしいが、ただの深読みと呼べばサル知恵ということにでもなろうか。ストレスを原因とみなすことは常に可能だ。「ストレスですね」にハズレなし。そして、どんな出来事でも、それがたとえ嬉しい出来事であったとしても、本人にとってはストレスであったという解釈は常に可能だ。「それがストレスだった」にもハズレなし。サルでもできるストレス談義。

では第2章のケースはなぜ内因性うつ病と言えるのか。

それは実はかなり難しい問題で、第2章のあの数ページ程度に書かれた情報だけでは、「わからない」というのが真の答えになる。

時間をかけて綿密に診察し、内因性うつ病の特徴が認められるかどうかを聴き出していく、それが最も信頼できる診断法である。第2章で説明したうつ病と診断するポイント、すなわち、「原因がない」「それまでのその人とは変わってしまった」は、ポイントであってもそれだけでは診断できない。さらなる診察が必要である。内因性うつ病は、心因性とは症状の質が違う。「落ち込み」「不眠」「意欲低下」など、症状を単語に解消すると区別がつかなくなるが、十分な経験ある精神科医が注意深く診れば、違いが確かにある。これを講堂で教えるのは無理で、臨床実習や臨床研修で人間を肌で見てはじめて身につく技術である。

うつ病に限らない。精神科で扱う病は、本の数ページに書ききれるくらいの記載では、とても実相に迫ることはできない。それでもケースレポートとなれば無理をして経過と症状を要約して書くことになるのだが、よく読んでよく考えれば、矛盾がたくさん出てくる。本来無理な要約をしているからである。

話を内因性うつ病に戻す。

何らかのきっかけがあって発症することが、内因性うつ病にはある。というより、常に何らかのきっかけがあるように見えると言ったほうが正確かもしれない。日々、出来事ゼロの人生はないから、うつ病が発症する前には、必ず何かの出来事はあるのだ。

何らかのきっかけがあるように「見える」。

原因が「ある」。

この二つは、同じである。どこが違うのかというのはウィトゲンシュタイン的な問いであって、現実には区別がつかない。すると内因性うつ病は、元々の素因を持っている人に、何かをきっかけにして発症する病気であると言うことができる。糖尿病の素因を持っている人が、連日の美食によって発症するのと似ている。高血圧の素因を持っている人が、塩分の取りすぎによって発症するのと似ている。骨そしょう症の人が、転んで骨折するのと似ている。

そして、素因の有無にかかわらず、あまりに強烈なきっかけがあれば、人は病気の状態になる。美食も塩分の取りすぎも、ケタ違いの強さだったら誰でも病気になる。そんな場合には、その人は元々素因があって発症したのか、素因はなかったけれど、外的要因があまりに強かったから発症したのかは、わからないということになる。

ＪＥの状況がこれである。ＪＥを襲ったストレスは、あまりに強烈だった。嘆き悲しみ絶望するのは必然とも言える強烈さだった。すると、ＪＥの絶望、悲嘆は、ストレスという心因により引き起こされた、いわば誰にでも起こり得るものだったのか、それともＪＥは元々内因性うつ病の素因を持っていて、そこにストレスというきっかけが作用して発症したのか、どちらであるか、もはやそれを知る方法はない。

ただ言えることは、**もし内因性のうつ病だったら、抗うつ薬で治療することができ、自殺を防ぐことができたはずだということである。**抗うつ薬は脳に作用する。脳の病気である内因性うつ病の唯一とも言える治療薬である。そしてもっと重要なことは、もし内因性のうつ病だったら、彼の絶望は病気の症状の一つであって、本来のＪＥの心理とは異質のものだったということである。本来のＪＥだったら、妻の死や、自らの病を乗り越えることができたかもしれないが、内因性うつ病になってしまったために、それができずに、自殺したのかもしれない。『江藤さんの決断』に寄せられた、ＪＥの自殺を「諒としない」立場の意見の中には、「卑怯」「愚行」「インテリの弱さ」など、彼を非難するものもたくさんあった。しかし、ＪＥが内因性うつ病であったら、どの非難も的外れであるのみならず、病める人に対するあまりに残酷な責めと言わざるを得ない。病気さえ治れば、ＪＥは自殺せずに強く生きていけたかもしれないのである。

であれば、薬で治療すべきだったという結論になるであろう。

器質因性？

第三の可能性、器質因性うつ病はどうか。器質因とは、脳にはっきりした障害があって、その直接的な作用としてうつ病になったという意味だ。JEが自殺したのは、脳梗塞になってから三週間後である。このような場合、脳梗塞の後遺症による身体の不自由のつらさが自殺の一因になったと考えるのはごく自然のことだ。遺書にも形骸という言葉で、自らの状態への落胆が表現されている。これらの解釈は、心因である。脳梗塞でなく、たとえば癌とか、事故による手足の重大な後遺症とか、そういう場合でも同じように考えられることである。つまり病気になったことによる心理的ストレスが原因で悲嘆に暮れる。時には絶望する。

このとき、**「悲嘆」も「絶望」も、脳の活動の表れの一つである。**

脳梗塞という病気には、まさにその脳に病変があるという特殊事情がある。脳の活動そのものが、病変によって損なわれているという特殊事情がある。この点、他の病気と大きな違いがある。

脳梗塞は、脳の血管が詰まることにより血流が途絶え、その途絶えた部分の脳細胞が破壊されるという病態だ。破壊された部分が、人間の正常な感情や気分の発露に重要な部分であれば、「悲嘆」や「絶望」が生まれ、うつ病の状態になる。それが器質因性のうつ病である。つまり、病気に対する心理的な反応としての悲嘆や絶望ではなく、病気の直接作用、脳の一部の機能が損なわれた結果としての直接症状として悲嘆や絶望が発生することがある。

脳のどの部位に脳梗塞ができると、器質因性のうつ病になりやすいのか。これについての研究も昔から多数ある。それがわかれば、脳内で、人の感情や気分に大きく関係する機能を持っている部位はどこかということがわかるという脳科学的な期待もある。

ではJEの脳梗塞の部位はどこだったのか。脳梗塞の部位は、症状だけからかなり推定できることもある。たとえば右半身が動かなくなれば、大脳の左半球の前方の梗塞である。視覚に障害が現れれば、脳の後方の梗塞である。というように、脳の部位と、心身の機能には対応関係がある。

JEについては、いかんせん情報不足であることは否めない。JEの脳梗塞の症状として公表されているのは、ケースレポートに記した、

「手足のしびれと舌のもつれ」

だけだ。これだけから脳梗塞の部位を推定するのは本来は無理な話だが、それでもある程度まではならできる。それは、脳の深い所にある、「内包」と呼ばれる部位である。「内包」は、脳梗塞が起きやすい部位であり、手足のしびれと舌のもつれが生じ得る部位であり、そしてこの部位の脳梗塞は、器質因性のうつ病をきたしやすいことも知られている。

だからJEの自殺は、脳梗塞が直接に脳にもたらしたダメージによる、器質因性のうつ病を発症したことが原因ということも考えられる。もちろん推定にすぎない。たとえ推定であ

っても、可能性がゼロではない以上、JEについて、治療という観点から見るのであれば、考えにいれなければならない。

というわけで、前の問2、すなわち、JEの「自殺の理由は何か」に対しては、**「心因、内因、器質因の三つの、いずれの可能性も十分に考慮しなければならない」**が答えになる。症例JEに限らない。すべての症例についてだ。ストレス神話をそのまま受け入れたり、主観至上主義に頼ったりしていては、決して正確な診断には到達できない。JEの自殺。表面的には誰が見ても心因である。だがそれにはとらわれず、真の原因を追究する。あらゆる可能性を考えるという点で広い視野。それぞれの可能性を徹底的に追究するという点で深い検討。広く深い。それが、正しい精神科診断学である。

急に手放しで自画自賛したのは、もちろん反転するための準備である。広く深い精神科診断学。精神科の診断はいかにも深遠なようであるが、これが**精神科診断学の最大の弱点**になっている。

精神科診断学の究極の弱点

広く深く考えるのはいい。だが、いくら考えても、検討しても、何回も何時間も診察しても、文献を調べても、経験豊富な医師に意見を求めても、どんなことをしても、その人の

「うつ」の原因が何であるか、確実に決める方法はどこにもない。

症例JEもそうである。

自殺に至った絶望の原因。心因、内因、器質因の三つとも考えられる。そこまでは言える。**しかしどれであるか決定することはできない。**三つの要素がどれもあって、それぞれが複雑にからみあっている、と言えば何となくそれらしいが、それはつまりどれだか全くわからないと言っているのと同じである。いくら広くて深くても、どこまでいっても結論が出ないのであれば、いくら考えても、検討しても、討論しても、どんなことをしても無意味ではないのか。

JEは特に難しいケースなのか。あまりにいくつもの要因が重なった、特に難しいケースなのか。

そんなことはない。

人の命が地球より重いのであれば、人の心の中は宇宙より広い。

誰だって、どの人にだって、それぞれの複雑な事情がある。家族関係がある。家の外の人間関係がある。健康事情がある。過去がある。秘密だってある。JEにとって、妻を喪ったことが、自分の存在すべてを足もとから瓦解させるようなストレスだったことはよくわかる。だが、配偶者を喪うことのストレスの大きさは、人によって違う。JEほど大きくない人もいるだろう。逆にもっと大きい人もいるだろう。そして大部分の場合、それがどのくらいの大きさであるかは他人にはわからない。JEのように多くの情報が入手できるのはむしろ例外である。といっても、JEについて得られた情報からは、江藤淳という人間の十分の一か、もしかしたら百分の一くらいしか理解できていないのかもしれない。かもしれないというより、そう考えるほうが妥当だろう。**一人の人間と、彼を取り巻く状況の複雑さは、はかり知れないものがある。**JEでなくても同じだ。

だから、ある出来事のストレスが、その人にとってどのくらいの大きさであるかは、結局は誰にもわからない。精神科医がいくら専門家だといっても、それは病気の専門家なのであって、人生の専門家ではないのだから、精神科医にだってわかるはずがない。

ただ、精神科医の専門性が発揮されるのは、一見して心因性に見えても、内因と器質因を必ず考慮するという点である。

JEの自殺を諒とするか、しないか。『江藤さんの決断』に寄せられた意見は、そしておそらく世のほとんどすべての人の意見は、彼の自殺が心理的なストレスによるという前提に立ってのものであった。だからそれを心因性うつ病と呼ぶにせよ呼ばないにせよ、誰もが、それぞれの思いに基づき、意見を言うことができた。共感したり、批判したり、静観したりすることができた。どの一つを取っても貴重で、尊重すべき意見だ。彼の自殺という選択について、「今さら何を言っても詮ないね」も、「決断に敬服する」も、「卑怯、身勝手」も、「口を出すべきでない」も、それぞれ、意見を発した人の人生観に裏打ちされた言葉だ。J

Eという人間を見つめ、精一杯理解しようという身悶えるような努力から生まれた言葉だ。たとえ互いに正反対の意見でも、それぞれが最高度に尊重されるべき言葉だ。

しかし、JEが内因性うつ病だったら、あるいは器質因性うつ病だったら、話は全く違ってくる。

内因性うつ病の原因は不明と言ったが、それでも研究は相当に進んでいて、脳の中の化学物質、セロトニンやドーパミンといった、神経伝達物質と呼ばれる物質が鍵を握っていることまでは確実にわかっている。内因性うつ病は、脳の病気なのだ。希望を持ったり、意欲を出したり、喜んだり、笑ったり、楽しんだり、食べたり、眠ったり、健康な人間なら誰でもできることが、脳の病気のためにできなくなる病気なのだ。内因性うつ病の人の気持ちは、病気でない人の理解を超えたところにある。それを正常の心理から理解しようとするところに、かなり根源的な無理がある。誤りがある。内因性うつ病の人に元気を出せと励ますのは、脳の病気で足が麻痺している人に、頑張って歩けと励ますようなものだ。器質因性うつ病の場合も、脳の病気という意味では内因性うつ病と同じである。

JEが内因性うつ病だったら？　器質因性うつ病だったら？　『江藤さんの決断』に収載されている人々の意見は、ほとんどすべてが土台を失い空回りし始める。JEの自殺がストレスによることを当然の前提とした意見ばかりだから。

もちろん空回りから何かが生まれることもある。だが治療が空回りしたら何も生まれない。

心因性うつ病だったら、様々な意見の一つ一つが貴重だ。本人の選択を尊重するというのもまた貴重な意見だ。だが選択する能力自体が脳の病気で損なわれているとき、敬服したり詮ないと言ったり愚行だと言ったりするのは、高熱で苦しんでいる人の様子をただ眺めて論評しているようなものだ。医者ならこれを治療しなければならない。抗うつ薬とは、そういう時のためにこそある薬だ。

治療の話は別の機会にしよう。この講義は診断学の講義だった。

内因、心因、器質因という分け方。かつては主流だったと言った。現代でも基本的には有効と言った。「基本的に」という言葉が使われるときは、「本来はそうなんだけど、現実にはそうはいかない」というニュアンスがあることが多い。世に出ているうつ病の本を見ても、1996年の笠原の本を最後に、この分け方はあまりはっきりと書かれなくなった。その理由は、JEの例からもわかるように、心因か、内因か、器質因か、どれとも決め難いことが現実には多いからである。日常一般の精神科診察。初診は時間をかけるのが普通だが、それでも一時間を超える時間を取るのは現実には無理だ。二回目からは十分か十五分か、五分や三分ということだってある。JEについて得られたほどの情報は、とても得ることはできない。それにJEについての情報だって、JEという人間の理解には遠く及ばない。JEでは、「一卵性夫婦」と呼ばれるほどの夫婦仲だったから、「妻を喪ったことが心因となって自殺」という解釈はそれなりの妥当性を持っている。だがそこまで詳しく夫婦仲についての情報が得られることはむしろ稀である。そのほか、仕事上の出来事でも何でも、人によって、状況によって、ストレスとしての大きさは千差万別である。その人にとって、自殺することが「諒とできる」ほどのストレスだったのかどうか、判断に苦しむことのほうが多い。人間を見る営みはどれも、見れば見るほどわからなくなるのが宿命だ。

そうやってわからないわからないと言っていたら、何も進まない。宿命という開き直った言葉も、わからないことの言い訳としか響かない。だがわからないとき、人間にはそれでも前進する素晴らしい能力がある。

妥協である。

妥協せずにどこまでも議論を続けることは、たとえ空回りでも進歩のエネルギーになる。解けない難問に挑むことは人間にとって楽しみですらある。永遠に問い続けることができるのが、精神医学の最大の魅力という考え方もある。

だが目の前の患者に診断がつけられなければ、医療は絵に描いた餅と同じだ。偉そうなことばかり言っても、何の役にも立たない。

だから精神医学は、前進のために妥協することにした。わからないことにはとりあえず目をつぶることにした。うつ病の原因の究明は、脳科学がもっと発展した未来に委ねる。今はとにかく目の前の患者の診断と治療だ。原因を議論していたら、議論百出、空論空転、無限輪廻、いつまでたっても進まない。だからそんな目に見えない原因のことには目をつぶる。

目に見えるものだけに目を向ける。それは、今その人にある症状だ。妥協の産物である現代の「うつ病」の診断手順を示す。

現代の「うつ病」の診断手順

客観性を高めるため横断面の症状を重視する。
診断基準にある症状が揃えば、問答無用で「うつ病」と診断する。
(批判は多数あるが、現時点での妥協点)

右にある「横断面の症状」というのは、精神医学でよく使われる表現で、時間の流れの中からある部分を切り出して見るといった意味である。つまり、今の症状が、なぜそうなったのかという背景や原因は無視する。今そこにある症状こそが重要であると考え、今そこにある症状の観察だけをもとに診断する。それが「横断面の症状を重視する」という意味である。

そして四行目の「診断基準」が、第1章で厚生課長が出してきた、あれだ。症例JEから始まった診断学の講義が、こうしてようやく現代の診断基準にたどり着く。但し課長が出した診断基準の表は、とても簡略化したものである。元々の診断基準はもっともっと精緻な作りをしている。簡略化した診断基準を見て「こんなことなら誰にでもある」という、診断基準を見ての批判は、前に使ったたとえだが、解像度を落とした名画の画像を見て、「こんな絵のどこがいいんだ」と批判するようなものだ。診断基準の原文の日本語訳は表の通り。

DSM-5 うつ病

A．以下のうちの五つ以上が、同じ2週間の間に存在し、その人の従前の機能から変化している。なお、五つのうちの少なくとも一つは（1）抑うつ気分か（2）興味や喜びの喪失であることを条件とする。

(1)抑うつ気分がほとんど一日中、ほとんど毎日続く（主観的に、または客観的に）。

(2)興味や喜びが喪失した状態が、ほとんど一日中、ほとんど毎日続く（主観的に、または客観的に）。

(3)著しい体重減少または体重増加（ダイエット中は除く）。あるいは、食欲減退または増加がほとんど毎日続く。

(4)不眠または過眠が、ほとんど毎日続く。

(5)イライラまたは行動減少が、ほとんど毎日続くことが客観的に観察される。
(6)疲れやすい、あるいは気力がないことがほとんど毎日続く。
(7)無価値感または異常な罪責感がほとんど毎日続く。
(8)思考力や集中力の減退または決断困難がほとんど毎日続く（主観的に、または客観的に）。
(9)死について繰り返し考える、または自殺念慮が繰り返し出てくる、または自殺企図、または自殺のはっきりした計画。
B．症状のため著しい苦痛がある。または、社会的・職業的など重要な局面での機能障害を引き起こしている。
C．症状は、物質使用などによるものではない。
D．統合失調感情障害、統合失調症、統合失調型障害、妄想性障害、その他の統合失調疾患や精神疾性の障害によるものではない。
E．躁状態や軽躁状態の既往がない。

わかりにくいと感じられるかもしれないが、診断基準とは手軽に診断できるチェックリストではないのだ。この表に加えて、使い方についても原文には詳しく書かれている。診断基準の原文は約１０００ページの洋書である。めまいがする？　そのくらいの物が読めないようでは、医者になってもらっては困る。そして原書には、うつ病と診断する条件として、その人の本来の状態からははっきりと違っていなければならないということも明記されている。もともと落ち込みやすい人が少々落ち込んだからといって、それはうつ病とは診断できない。

うつ病の診断学の結論は、やはり現代の診断基準にたどり着く。しかし診断基準はある日突然できたものではない。最低でもここまでの背景を理解した上で使わなければならない。でなければ、ニセ医者の主観至上主義と同等の診断ツールにしかならない。

そろそろ講義終了の時刻だ。結論としての診断基準だけしか頭に残らないのでは、こんな講義も何もならない。学生は講義を聴いていたかどうか。確認する小テストがこれだ。

症例ＪＥの自殺として考えられる原因はどれか。

a．妻の死に対する心理的な反応

b．脳梗塞に対する心理的な反応

c．脳梗塞の直接作用としての「うつ」

d．脳梗塞によって内因性のうつ病が誘発された

e．いずれも考えられ、特定することはできない

答えはもちろんｅである。心因か、内因か、器質因か。どれも考えられるが、どれであるかは決められない。しかし心因以外の原因があり得るという認識そのものが最重要事項だ。

診断基準の項目を知っているだけでは、何もならない。そして正解のｅのその先に、精神医学の真の難問が控えている。ある人が「うつ」になったとき、その原因は何か。心因・内因・器質因のいずれも考えられ、特定することはできない。三つの要素がどれもあって、それぞれが複雑にからみあっている。その錯綜した要素をいかにしてほどいて理解するか。それを診断にどう生かすか。治療にどう生かすか。これが、うつ病についての現代精神医学が真に追究を続けている難問である。

最後のまとめがこれだ。

うつ病の診断

内因、心因、器質因のすべての可能性を考慮しなければならない。

これは、うつ病の診断に限らない。精神症状の診断すべてに言えることである。そして、三つの可能性をいくら考慮しても結論は出せないのが、精神科診断学の最後の、そして最大の弱点である。だから診断は妥協になる。今その人にある症状をもとに診断をつける。原因は問わない。但しそれは、一応いまのところは妥協的にそうしているということにすぎない。原因が重要でないはずがない。原因については、見て見ぬふりをしているだけだ。人が見て見ぬふりをする時、実際は全神経を研ぎ澄まして見つめている。私の周囲の信頼できる精神科医たちは、内因か心因か器質因かを慎重に判断して、治療方針を決めている。妥協とは、妥協のふりにすぎない。妥協を足場にして、人は前進する。

解題

「うつ」は
病気か甘えか

解題

「うつ」は病気か甘えか――うつ病は病気である。

しかし、「うつ病」という記号は、病気か甘えかわからない。

本書のタイトルは、『「うつ」は病気か甘えか。』である。『「うつ病」は病気か甘えか。』ではない。「うつ病」は、病名を指し示す医学用語。「うつ」は、定義の曖昧な日常用語だ。だが現代では、「うつ病」までが定義なき記号と化している。

最後に整理しよう。

うつ病とは何か。

医学用語としてのうつ病とは何か。

まず図(A)をご覧いただきたい。この白い丸が、うつ病である。うつ病はヒポクラテスの時

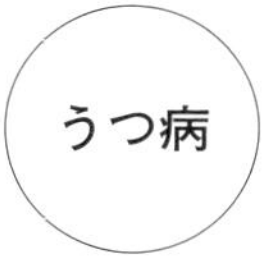

時代を超え、文化を超えて、
人類に普遍的に存在する病気である「うつ病」。
(図 A)

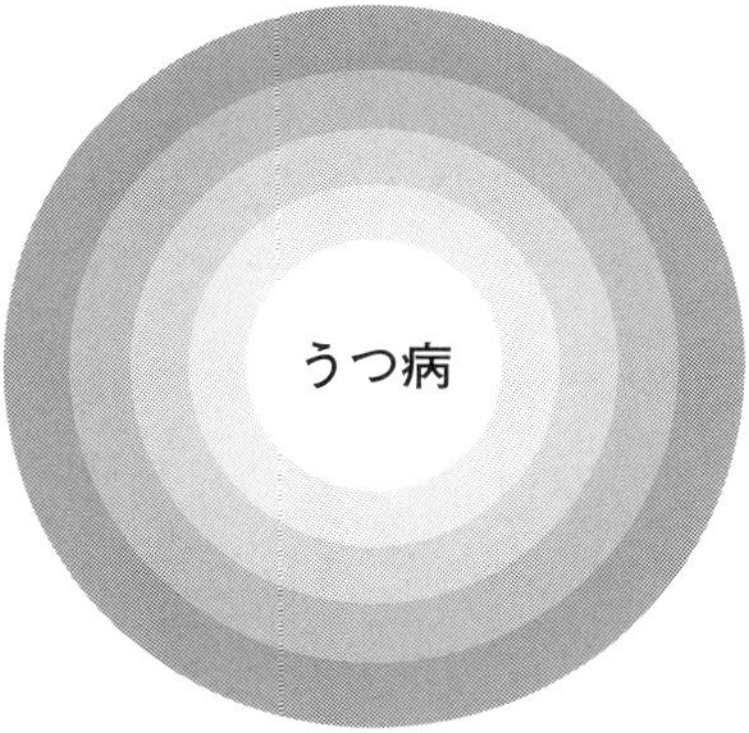

「うつ病」と呼ばれているもの。
あるいは、「うつ病」を思われているもの。
あるいは「うつ」とか「うつ状態」とか
「抑うつ状態」などと呼ばれているもの。
中央の丸が真の「うつ病」。

(図 B)

代からあった病気だ。もちろん現代の日本にもある。世界にもある。おそらく世界のどこの国にもある。うつ病は、病気である。甘えとは全く別物だ。

次に、前ページの図(B)。これが、現代の日本で「うつ病」とか「うつ」と呼ばれているものである。元々は中央の白い丸がうつ病だった。ところが、時代が進むにつれて、もう少し広い範囲のものがうつ病と呼ばれるものになる。次にはさらに広い範囲のものがうつ病と呼ばれるようになる。丸はどんどん大きくなっていく。うつ病をシロで表すとすれば、このあたりはシロに近い灰色である。本当に病気と呼んでいいかどうかわからないから、**シロでもクロでもない灰色**である。灰色であるが、いつの間にかうつ病と呼ばれるようになっている。次にはもっと広い範囲のものがうつ病と呼ばれるようになる。丸はどんどんどんどん大きくなっていく。このあたりになると、同じ灰色でもシロよりクロに近くなってくる。クロはうつ病ではない。では何か。甘えかもしれない。甘えではないかもしれない。しかしとにかく病気とは言えない。ここまで来ると「うつ病」は、もはやただの記号だ。

うつ病という記号。それはさらに膨張する。現代の状況は、もはや図(B)にはおさまらない。次ページの図が、現代の状況である。一番外側の丸は、もはや灰色というよりクロだ。ページをはみ出して、さらに外側もある。どんどん広まっている。どこまでも広がっている。どこまで広がるのだろうか。

うつ病

『「うつ」は病気か甘えか。』と題した本書は、この多重丸の上に重ね書きしたものである。

心の病の原因は何か――原因がわからない時こそが、間違いなく心の病である。

人は良いことがあれば喜ぶ。悪いことがあれば悲しむ。不当な扱いを受ければ怒る。強いストレスがあれば落ち込む。

これらは人として自然な反応である。正常な心理である。病気ではない。喜怒哀楽が病気であるはずがない。「喜び病」というものはない。「怒り病」というものもない。「哀しい病」もない。「楽しい病」もない。人の心が動くのは、それなりの原因がある限り、正常な心理である。病気ではない。

だが、「うつ病」という病気は、ある。

それは、ストレスで落ち込むのとは異質のものだ。さしたる原因がないのに、強く落ち込む。やる気がなくなる。何もかも悪く悲観的に考える。そしてついには自殺に至ることもある。こうした経過を見れば、その人は病気だと誰もが考える。

それが、図の中央の白い丸、内因性うつ病である。

うつに限らない。人の心の動きは、もしそれが原因なしに発生すれば、病気である。間違いなく心の病である。放っておくわけにはいかない。支援が必要だ。医学的な治療が必要だ。

図の中央の白い丸に含まれる人々、その人々には、必ず医学的な治療をしなければならない。

しかし、逆に原因があったからといって、放っておいていいということにはならない。強いストレスで強く落ち込んだ人にも、支援は必要だ。それが病気かどうかということは、二の次だ。そして、支援する手立ての中で、医学的な治療が最も有効なのであれば、病気と呼んで治療することに反対する人はいない。

症例JE、江藤淳さんの自殺の真の理由は不明である。うつ病だったかどうかも不明である。仮にうつ病だったとして、それが心因か内因か器質因かも不明である。とはいえ、妻の大病からJEの自殺に至るまでの経過は、心因を思わせるものであった。強いストレスが彼を連続して襲い、自殺に追い込んだと思わせるものであった。だとすれば、心因である。

現代の多くの人は、これをうつ病と呼ぶであろう。

当時は違った。当時とは1999年だ。『江藤さんの決断』に寄せられた投稿の中で、うつ病説を唱えた読者はわずかに一人だった。うつ病は今ほど知られていなかった。うつ病という名は知られていたとしても、非日常的な特殊な病気だと大部分の人々は考えていた。

二十一世紀に入って、この状況は大きく変わった。先の図のように、うつ病と呼ばれるものが急激に拡大を始めたのである。気がついてみれば、「うつ病」という言葉を目にしない日はないくらいの状況になっている。

うつ病という病気を、中央の白い丸だけに限定するのは、医学を純粋な科学とみなすのであれば、正しいかもしれない。

だが医学とは医療のための学問であり、医療とは人を救うための営みである以上、うつ病の範囲を拡大するほうが、むしろ正しいことであろう。強いストレスで落ち込むのは人として自然な反応。しかし強いストレスで人が強く落ち込み、自殺さえしかねない時、その人を医学で救えるのであれば、ましてや医学が唯一の救う方法であれば、うつ病と呼ぶことを妨げる理由はない。

ＪＥは自殺した。電通事件の会社員は自殺した。上司の犯罪を隠蔽し続けることに耐えかねた現場主任は自殺した。現代の我が国では、年間に約三万人が自殺している。彼らの自殺を、医学的治療で防ぐことができたとすれば、そして治療のためにはうつ病と診断することが必要条件だとすれば、うつ病の範囲を拡大していけない理由がどこにあろう。

しかし、これらの人々、すなわち強いストレスを原因とする自殺者およびその予備群とは、図の**中央近く、シロに近い灰色の丸に含まれる人々**である。クロに近づけば、すなわち円の外に近づけば、問題の中心は自殺ではなくなる。かわって前面に出るのは、仕事をやる気がしないとかできないというように、その人の役割が果たせなくなるという事態である。

やる気がなくなったからやらない。休む。であれば、甘えだ。

病気になった。休む。であれば、甘えではない。

明快だ。白黒はっきりしている。但しはっきりさせるためには、病気か病気でないかという診断を医学的にはっきりさせなければならない。強いストレスで強く落ち込み、自殺さえしかねないのであれば、病気か病気でないかは二の次だった。しかし今度は、病気か病気でないかということが重要な出発点になる。うつ病かそうでないか、現代の精神医学ではシロとクロにはっきり分けられていない。灰色部分がある。それはシロに近いのか、クロに近いのか。先の図の円のどこまでがシロに近く、どこからがクロに近いのか。見る人によって違うとすればそれはそれで不条理だが、何より不条理なのは、灰色をどこまでも病気として拡大していくことである。丸をどこまでも膨張させていくことである。ページからはみ出せば、いくら何でも病気とは言えない。ではどこまでなら病気と言えるのか。膨張を続ける多重丸の、どこまでがうつ病なのか。

病気だから支援するのか、支援が必要だから病気とするのか——どちらも一理あるが、どちらかに決めないと膨張が止まらない。


弱いストレスなら、人は落ち込まない。

強いストレスがかかれば、人は強く落ち込む。

もっと強いストレスがかかれば、人はさらに強く落ち込む。

これをストレス比例理論と呼ぼう。

ストレス神話が強く浸透している現代の日本では、気がつけばストレス比例理論が自然のものとして受け入れられているのではないか。

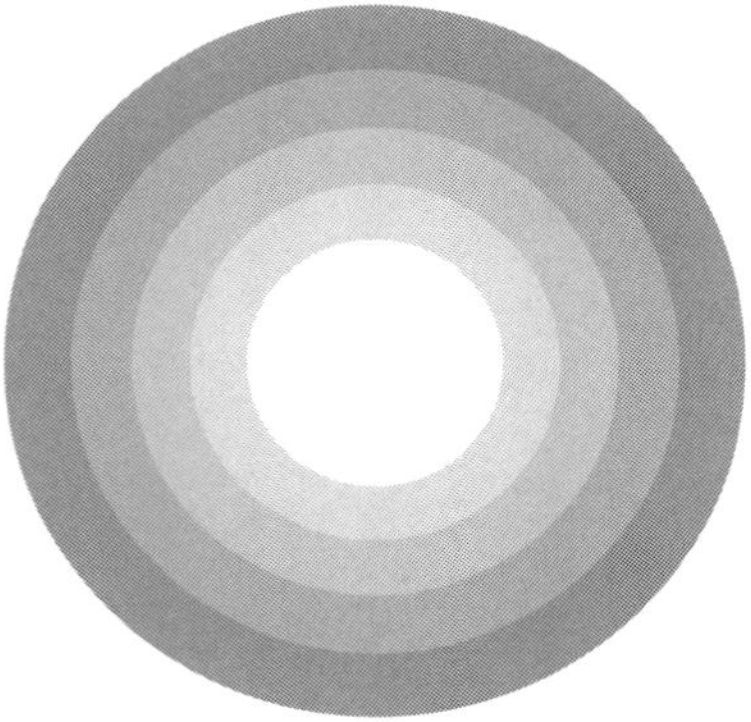

「うつ病」と呼ばれているもの。
あるいは、「うつ病」を思われているもの。
あるいは「うつ」とか「うつ状態」とか
「抑うつ状態」などと呼ばれているもの。
中央の白い丸は空白。

だが、うつ病をストレス比例理論で理解することには、少なくとも二つの重大な誤りがある。

第一の誤りを示したのが上の図だ。前に出した図と同じ？　似ているが違う。重大な違いがある。それは、中央の丸に「うつ病」という文字がないことだ。この図では中央の白い丸は単なる白いブランクだ。ストレス神話を基礎としたストレス比例理論は、うつ病をストレスに対する反応としてのものに限定し、内因性うつ病というものの存在を否定してしまっている。ストレスと明確な関連性がない、「ひとりでにおこる」うつ。膨張を続ける円の中で、誰より最も医療を必要とする内因性うつ病の存在が、ストレス比例理論の視野からは外れている。病める人を救うためのうつ病啓発が、これでは本末転倒である。

第二の誤りは、ストレス比例理論そのものにある。**ストレスの強さと人の落ち込みの強さは比例する。この単純な考え方が誤っている。**なぜか。そこには個人差があるからである。同じ強さのストレスでも、落ち込む人もいれば落込まない人もいる。落ち込み方も人によって異なる。

うつ病自殺事件の裁判でも、この点を慎重に審理している。ストレスに対する本人の弱さが、普通の個人差の範囲を超えていれば、うつ病になったことの責任の一端は本人にあるが、そうでなければ本人に責任を負わせることはできない。それが電通事件での最高裁の判断であった。この判断手法は、以後のうつ病裁判の法廷に受け継がれている。うつ病になるかならないかは、ストレスの強さと個人の脆弱性という二つの要因のバランスで決まる。ストレスが非常に強ければ、個人の脆弱性が小さくてもうつ病になる。逆に個人の脆弱性が大きければ、ストレスが小さくてもうつ病になる。これをストレス脆弱性理論と言う。最近のうつ病裁判の判決文に必ず引用されている理論である。ストレス比例理論は誤りだが、ストレス脆弱性理論は、精神医学界でも正しい理論として広く認められている。法と医は、手に手を取って、うつ病の人を支援しようと努力しているのだ。

両者の協力関係は、次のような構造を取っている。

裁判官は言う。病気なら、支援が必要だ。
医者は言う。支援が必要だから、病気だ。

もう少し説明が必要であろう。具体的にはこうだ。

医者はこう考える。患者が訪れた。患者は苦悩している。自力で回復するのは難しそうだ。医療でなら救うことができそうだ。少なくとも、回復の手助けはできそうだ。医療の手を差し伸べるには、病気と診断することが必要条件だ。であれば診断書を書こう。病名をつけよう。それを病気と呼ぶかどうかなどという哲学的な問題にとらわれるのは医の本質を見失っている。支援を求めているのなら、その人を病気とすればよい。**支援が必要な人は、病気だ。**

裁判官はこう考える。病気の結果、その人には重大な帰結が訪れた。それが自殺であれば、もはやその人を救うことはできない。だが補償することはできる。第二、第三の悲劇を防止することはできる。であれば、病気の原因を探ろう。原因がストレスであれば、ストレスの責任者に賠償させよう。**病気なら、支援が必要だ。**

医者も裁判官も、それぞれの職業倫理に忠実に職務を果たしている。

だが、ここでは人を救うという目的が優先され、病気とは何かという問いは保留されている。宙に浮いている。

医者も裁判官も、何が病気であるかを厳密には決めようとしない。支援が必要だから、病気。病気だから、支援が必要。このやり取りは無限に繰り返される。**繰り返されるうちに、増幅される。**坂道を転げる雪だるまのように、病気の範囲は膨れ上がる。うつ病の多重丸は際限なく膨張する。

ストップ・ザ・ドクターストップ——記号化した「うつ病」は、ドクターの手を離れている。

ドクターストップは、元々はボクシングの用語だった。ダメージを受けた選手が、これ以上試合を続けたら壊れる。生命の危険さえある。だからドクターの権限で止める。ドクターストップは絶対だ。

但しそれは、受けたダメージの大きさによる。ボクシングという試合を無傷で終えることはできない。少しの切り傷くらいでドクターストップをかけていたら試合にならない。あたり前だ。

しかし、純粋に医学的な観点だけから言えば、少しの切り傷だって治療すべきだ。試合を続行すれば、傷口は広がるだろう。そうなる前に、リングから下りて休むべきだ。

では、本人が切り傷でつらいと言ったら、ドクターストップをかけるべきだろうか。それは医学的な理由によるストップということで尊重されるべきだろうか。

違う。それは「負け」と言うのだ。

人間社会もボクシングのリングも同じ戦いの場だなどと言うつもりはない。だがドクターストップの使われ方という観点で両者を比較対照することはできる。

本人がつらいと言ったら、ドクターストップをかけるべきか。

本人がつらいと言ったら、うつ病で休養が必要という診断書を書くべきか。

客観的に見て小さなダメージでも、うつ病と診断すべきか。

社会常識から見て小さなダメージ。または小さなストレスによるダメージ。それでもうつ病と診断することが本人のためになるのか。

これらの問いを伏せたままにしておけば、多重丸はどこまでも膨張する。病気に近い灰色なら、念のため病気と診断するという慎重な姿勢は称賛されるかもしれない。だがかなりクロに近い灰色まで病気と診断していたら、**膨張は許容範囲を超えたレベルに達する**。

弁護士の中には、裁判へのストレス脆弱性理論適用に異を唱える人もいる。たとえ普通の平均的な人にとっては小さなストレスであっても、特定のその人個人にとっては大きなストレスなら、うつ病の原因として補償の対象とすべきだという主張である。

弁護士は依頼者の立場に立って一方的な主張をしてもよい。法を最大限に依頼者の有利になるように解釈してよい。それが弁護士の倫理であろう。なぜなら、どんな主張をしても、その先に裁判官という判断者が控えているから。権威ある中立の判断者がいるから。

だが医者の主張はそれとは異なる。ドクターストップは絶対である。医者の主張は最終判断であり、その先にはもう判断者はいない。患者の味方というのが医者の倫理であるならば、主観至上主義は正しい。だが診察室を出たらそうはいかない。診断書はスペードのエースとなって、世を蹂躙《じゅうりん》する。

いや、診察室の中でも主観至上主義が倫理にかなっていると言えるかどうかも問われる必要があろう。保険医療とは、社会が医師という専門家に医療を付託しているのである。患者を顧客として、どこまでも主観至上主義の医療を行えば、それは主観市場主義と言われても仕方ないものになる。いや市場至上主義か。

ストップ・ザ・ドクターストップの真の意味。それは、うつ病という記号、記号化したうつ病を、どこまで病気とみなすかは、もはやドクターの決定が尊重できないという状況になっていることの象徴である。そんな状況は最終的にはうつ病患者の大きな不利益につながるであろう。

患者自身のために、周囲の人々のために、すべての人々のために、次ページの図のように、うつ病の多重丸の膨張は抑制しなければならない。

本書は、その矢印の一つとなることを意図したものである。

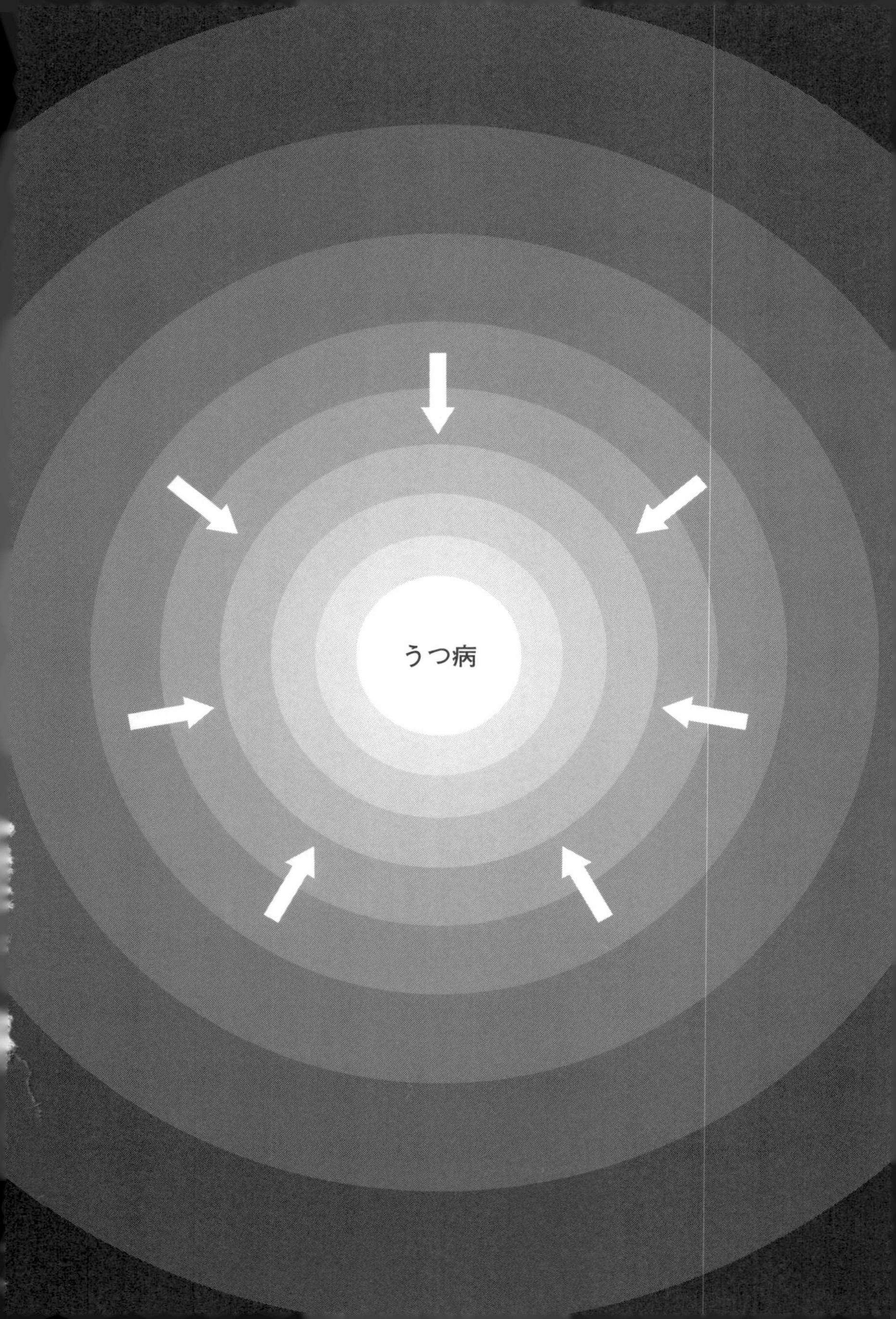
うつ病

村松太郎　むらまつたろう
慶應義塾大学医学部精神神経科准教授。国立療養所久里浜病院精神科医長。
精神疾患の生物学的研究（遺伝子研究等）、神経心理学的研究（脳科学的研究等）を経て、
現在は、臨床（つまり、病院での通常の診療）、産業（つまり、会社での産業医）、司法（つまり、刑事事件や民事事件での精神鑑定）など、多面的な側面から、うつ病等をみている。
著書・監修書に、
『認知症ハンドブック』（共著）　医学書院　（2013）
『ケースファイルで知る　統合失調症という事実』（監修）保健同人社（2013）
『名作マンガで精神医学』（監修）中外医学社（2012）
『現代精神医学事典』（共著）弘文堂（2011）
など多数。

ブックデザイン　水戸部功

本書は書き下ろしです。

心理的負荷の労災認定指針
http://www.mhlw.go.jp/bunya/roudoukijun/rousaihoken04/dl/120118a.pdf

医の倫理 ミニ事典　森岡恭彦、畔柳達雄（監修）　日本医師会　2006

ヒポクラテス集　眞島隆輔（訳）　東京医事新誌局　1938

The Social System. Talcott Parsons. London: Collier Macmillan; New York: Free Press, 1964.

Ideology and Insanity. Thomas Szasz. Penguin Books Ltd, Harmondsworth, Middlesex, England 1970.

Critical Psychiatry: The politics of mental health. David Ingleby (ed.) Penguin Books Ltd, Harmondsworth, Middlesex, England 1980.

ルポ・精神病棟　大熊一夫　朝日新聞社　1973

妻と私　江藤淳　文藝春秋　1999

仔犬のいる部屋　江藤淳　講談社　1979

江藤さんの決断　朝日新聞「こころ」のページ（編）　朝日新聞社　2000

DSM-5: Diagnostic and Statistical Manual of Mental Disorders. 5th Edition. American Psychiatric Association, Washington DC, 2013.

[参考文献]

軽症うつ病 笠原嘉 講談社現代新書 1996

The Loss of Sadness: How Psychiatry Transformed Normal Sorrow into Depressive Disorder. Allan V. Horwitz, Jerome C. Wakefield. Oxford University Press, USA 2007.

Fournier JC et al **Antidepressant drug effects and depression severity.** JAMA 303: 47-53, 2010.

Kikuchi T et al **Subjective recognition of adverse events with antidepressant in people with depression: a prospective study.** Journal of Affective Disorders 135: 347-353, 2011.

藤澤大介他 **日本語版自己記入式簡易抑うつ尺度(日本語版QIDS-SR)の開発** ストレス科学 25巻1号: 43-52, 2010.

Sawada N et al **How successful are physicians in eliciting the truth from their patients? A large-scale internet survey from patients' perspectives.** The Journal of Clinical Psychiatry 73: 311-317, 2012.

Evaluating Mental Health Disability in the Workplace: Model, Process, and Analysis. Liza H. Gold, Daniel W. Shuman. Springer-Verlag, USA 2009.

損害賠償請求事件 東京地裁平5(ワ)1420号. 平8.3.28民27部判決(電通事件地裁判決文)

損害賠償請求事件 東京高裁平8(ネ)1647号. 同附帯控訴事件 東京高裁平8(ネ)4089号. 平9.9.26判決(電通事件高裁判決文)

損害賠償請求事件 最高裁判所第二小法廷平10(オ)217号、218号. 平12.3.24.判決(電通事件最高裁判決文)

「うつ」は病気か甘えか。
今どきの「うつ」を読み解くミステリ
2014年4月10日　第1刷発行

著　者　村松太郎
発行者　見城 徹

発行所　株式会社 幻冬舎
〒151-0051 東京都渋谷区千駄ヶ谷4-9-7

電話:03(5411)6211(編集)
03(5411)6222(営業)
振替:00120-8-767643
印刷・製本所:中央精版印刷株式会社

ISBN978-4-344-02565-3 C0095
幻冬舎ホームページアドレス　http://www.gentosha.co.jp/

この本に関するご意見・ご感想をメールでお寄せいただく場合は、
comment@gentosha.co.jpまで。